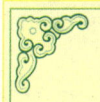

国医绝学百日通

手足按摩治百病

李玉波　翟志光　袁香桃◎主编

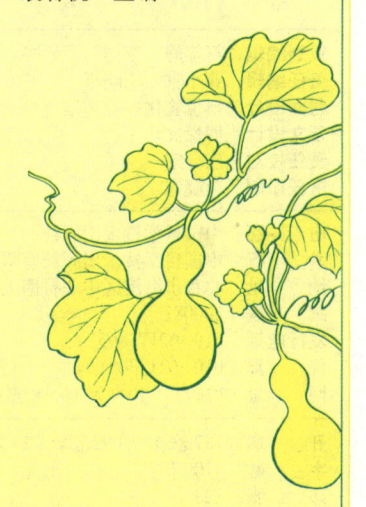

中国科学技术出版社
·北京·

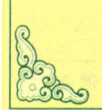

图书在版编目（CIP）数据

手足按摩治百病 / 李玉波, 翟志光, 袁香桃主编. -- 北京：中国科学技术出版社, 2025.2
（国医绝学百日通）
ISBN 978-7-5236-0766-4

Ⅰ.①手… Ⅱ.①李… ②翟… ③袁… Ⅲ.①手—按摩疗法（中医）②足—按摩疗法（中医）Ⅳ.①R244.1

中国国家版本馆CIP数据核字（2024）第098656号

策划编辑	符晓静　李洁　卢紫晔
责任编辑	曹小雅　王晓平
封面设计	博悦文化
正文设计	博悦文化
责任校对	焦　宁
责任印制	李晓霖

出　　版	中国科学技术出版社
发　　行	中国科学技术出版社有限公司
地　　址	北京市海淀区中关村南大街 16 号
邮　　编	100081
发行电话	010-62173865
传　　真	010-62173081
网　　址	http://www.cspbooks.com.cn

开　　本	787毫米×1092毫米　1/32
字　　数	4100千字
印　　张	123
版　　次	2025 年 2 月第 1 版
印　　次	2025 年 2 月第 1 次印刷
印　　刷	小森印刷（天津）有限公司
书　　号	ISBN 978-7-5236-0766-4 / R·3282
定　　价	615.00元（全41册）

（凡购买本社图书，如有缺页、倒页、脱页者，本社销售中心负责调换）

目录

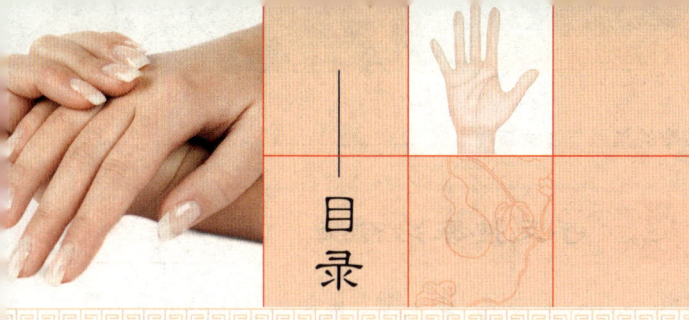

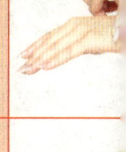

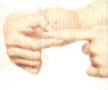

第一章 百试百灵的手足按摩祛病养生法

认识手疗、足疗 2
双手掌反射区 3
双手背反射区 4
第2掌骨桡侧、第5掌骨尺侧穴位 5
手部经穴 6
手掌部针穴 7
手背部针穴 8
双足底反射区 9
双足背反射区 10
足内侧反射区 11
足外侧反射区 11

第二章 手足按摩基本常识

手部按摩手法 13
手部按摩工具 17
足部按摩手法 21
足部按摩工具 25

手足按摩的禁忌与注意事项..27

第三章　手足按摩治百病

慢性胃炎..................31	慢性鼻炎..................75
糖尿病......................33	关节炎......................76
高血压......................35	咳嗽..........................77
高血脂......................37	耳鸣..........................78
便秘..........................39	低血压......................79
颈椎病......................41	前列腺炎..................80
胸闷..........................43	痛经..........................81
感冒..........................45	月经不调..................83
神经性头痛..............47	阳痿..........................85
偏瘫..........................49	早泄..........................86
面瘫..........................51	妊娠呕吐..................87
神经衰弱..................53	不孕..........................89
眩晕..........................55	白带增多..................91
失眠..........................57	
肥胖症......................59	
更年期综合征..........61	
肩周炎......................63	
腰肌劳损..................65	
支气管炎..................67	
手足凉......................69	
慢性咽炎..................71	
哮喘..........................72	
牙痛..........................73	
贫血..........................74	

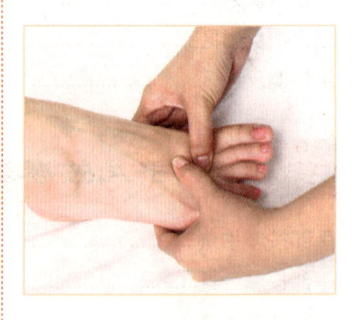

第一章 百试百灵的手足按摩祛病养生法

手是内脏的晴雨表,足是脏腑的连接器,人的一只手有79个穴位,整个足部有66个穴位,都与人体经络相通,对身心健康有着举足轻重的作用,手足上的穴位自然而然成为维持身体健康的重要部分。想要保持自己的健康吗?那就从认识手足开始吧!

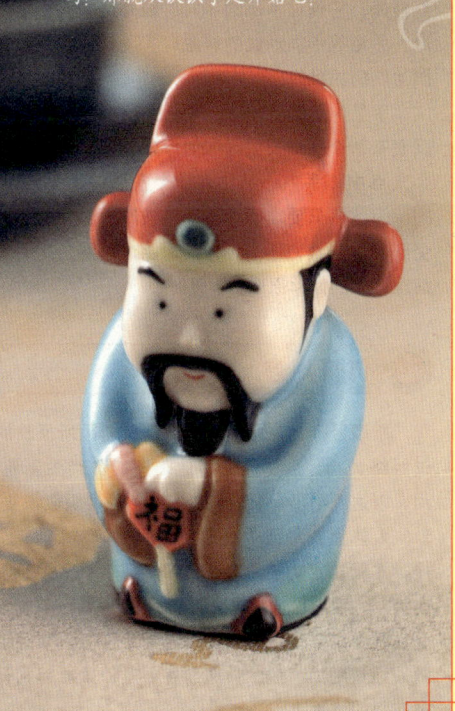

认识手疗、足疗

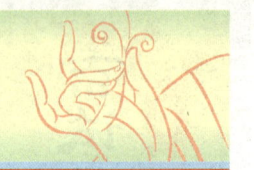

何谓手疗

手疗是中医学的重要组成部分，是一种传统的医学疗法，深受广大群众喜爱。它通过手部的经穴、经外奇穴、手部全息反应区等部位，进行按摩、手浴等不同形式的刺激，实现疏通经络，益气活血，达到养生保健、防治疾病的目的。

手是内脏的晴雨表，手部穴位病理反射区是神经的聚集点。一只手正反面有79个病理反射区和治疗穴位，非常适合手部穴位病理按摩。在这79个穴点中，手中心部位有39个穴点，手背部位有40个穴点，双手穴点相同。因此，只要准确、不断地按摩手部穴位病理反射点，就会使内脏不断受到良性刺激，逐渐强化其功能，达到防病治病的功效，这也是手部穴位病理按摩的简单原理。

何谓足疗

所谓足疗，是借由足部病理反射区所反映的病理现象，加以刺激，通过经络、神经、体液的传达，使内脏产生普遍性或全身性的自动调节作用，以达到阴阳平衡、气血顺畅、生理机能恢复常态的健康状况。

人体重要经络或是起源于足底，或是终止于足底，与特定脏腑相连接，主管特定功能，通过按摩足部，可使循行于足部的经络得以疏通，气血流畅，促进机体发挥正常功能。

整个足部有66个穴位，这些穴位与人体经络相通，我们对穴位施以刺激，通过经络将刺激传递到各器官，就能起到补益、疗疾、强身和健体等多方面的作用。

双手掌反射区

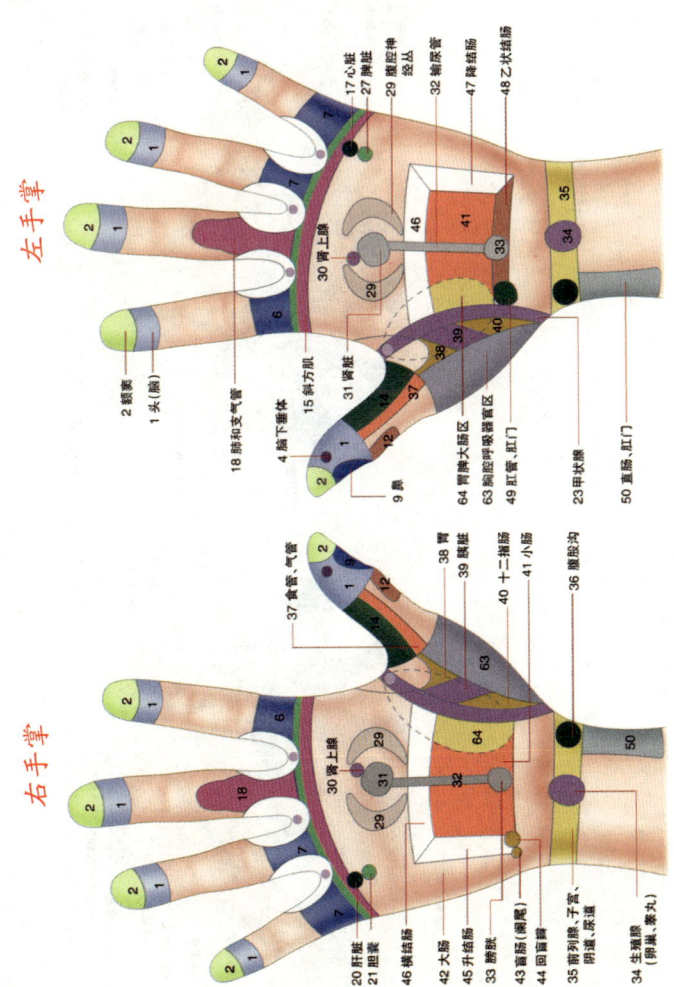

左手掌

17 心脏
27 脾脏
29 腹腔神经丛
32 输尿管
47 降结肠
48 乙状结肠
2 额窦
1 头（脑）
18 肺和支气管
4 脑下垂体
15 斜方肌
31 肾脏
30 肾上腺
9 鼻
64 胃胰大肠区
63 胸腔呼吸器官
49 肛管、肛门
23 甲状腺
50 直肠、肛门

右手掌

37 食管、气管
38 胃
39 胰脏
40 十二指肠
41 小肠
36 腹股沟
30 肾上腺
31 肾脏
32 输尿管
20 肝脏
21 胆囊
46 横结肠
42 大肠
45 升结肠
33 膀胱
43 盲肠（阑尾）
44 回盲瓣
35 前列腺、子宫、阴道、尿道
34 生殖腺（卵巢、睾丸）
50

双手背反射区

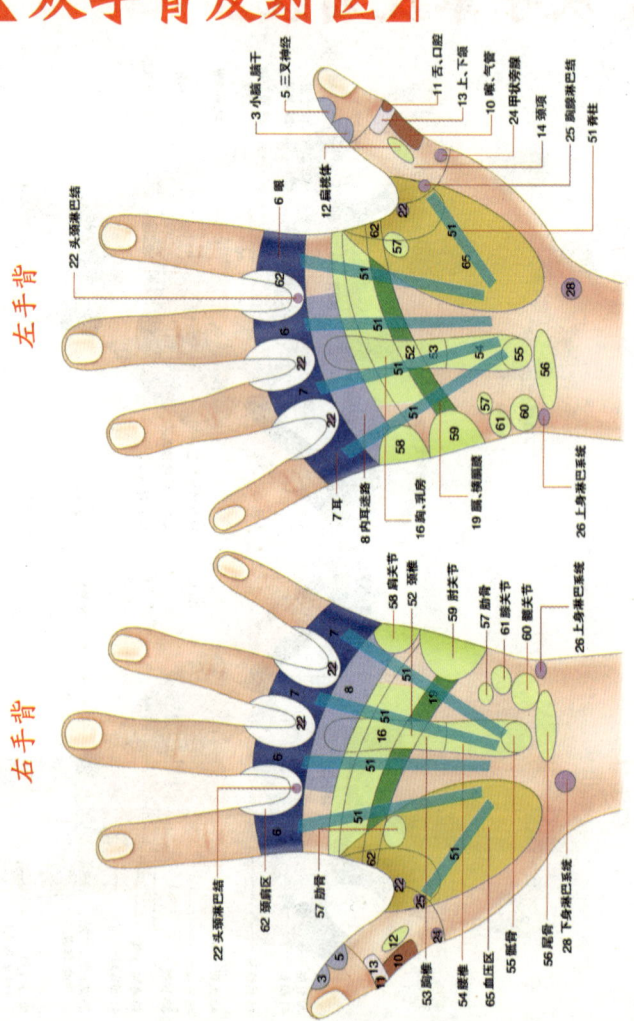

【第2掌骨桡侧、第5掌骨尺侧穴位】

第2掌骨桡侧穴位

- 头穴
- 颈肩穴
- 上肢穴
- 心肺穴
- 肝胆穴
- 脾胃穴
- 十二指肠穴
- 腰腹穴
- 下腹穴
- 肾穴
- 腿穴
- 足穴

第5掌骨尺侧穴位

- 头穴
- 颈肩穴
- 心肺穴
- 肝胆穴
- 脾胃穴
- 肾穴
- 脐周穴
- 生殖穴

【手部经穴】

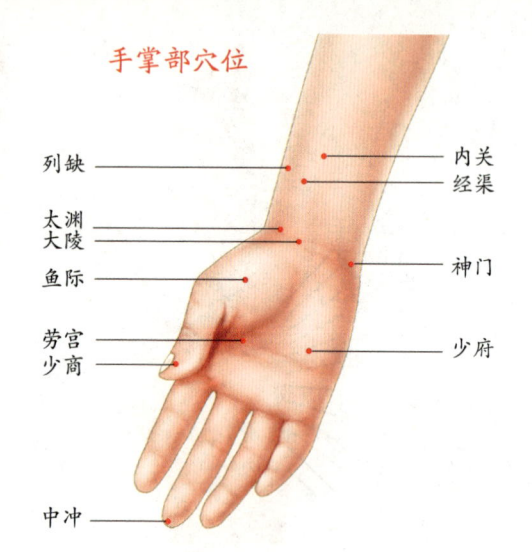

手掌部穴位

- 列缺
- 太渊
- 大陵
- 鱼际
- 劳宫
- 少商
- 中冲
- 内关
- 经渠
- 神门
- 少府

手背部穴位

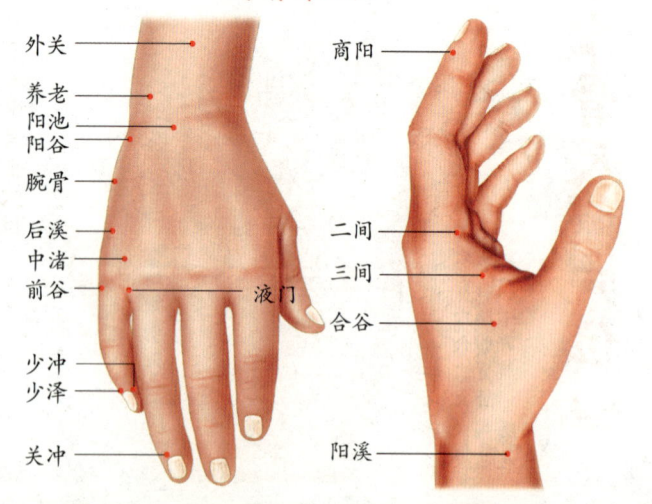

- 外关
- 养老
- 阳池
- 阳谷
- 腕骨
- 后溪
- 中渚
- 前谷
- 液门
- 少冲
- 少泽
- 关冲
- 商阳
- 二间
- 三间
- 合谷
- 阳溪

【手掌部针穴】

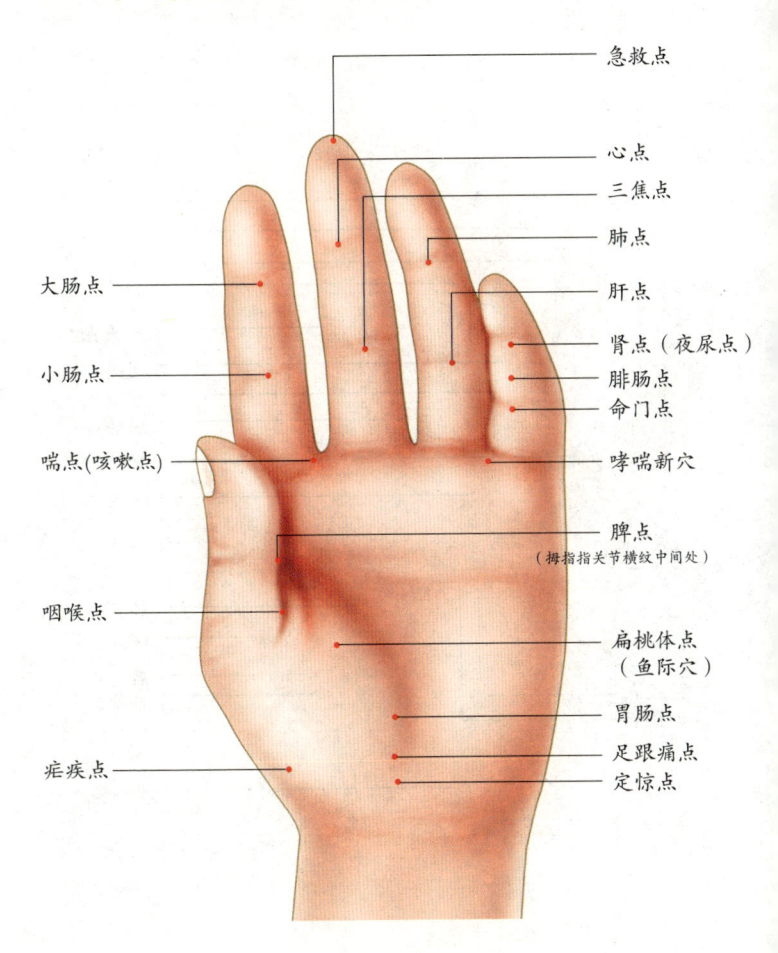

- 急救点
- 心点
- 三焦点
- 肺点
- 肝点
- 肾点（夜尿点）
- 腓肠点
- 命门点
- 哮喘新穴
- 脾点
  （拇指指关节横纹中间处）
- 扁桃体点
  （鱼际穴）
- 胃肠点
- 足跟痛点
- 定惊点

- 大肠点
- 小肠点
- 喘点(咳嗽点)
- 咽喉点
- 疟疾点

【手背部针穴】

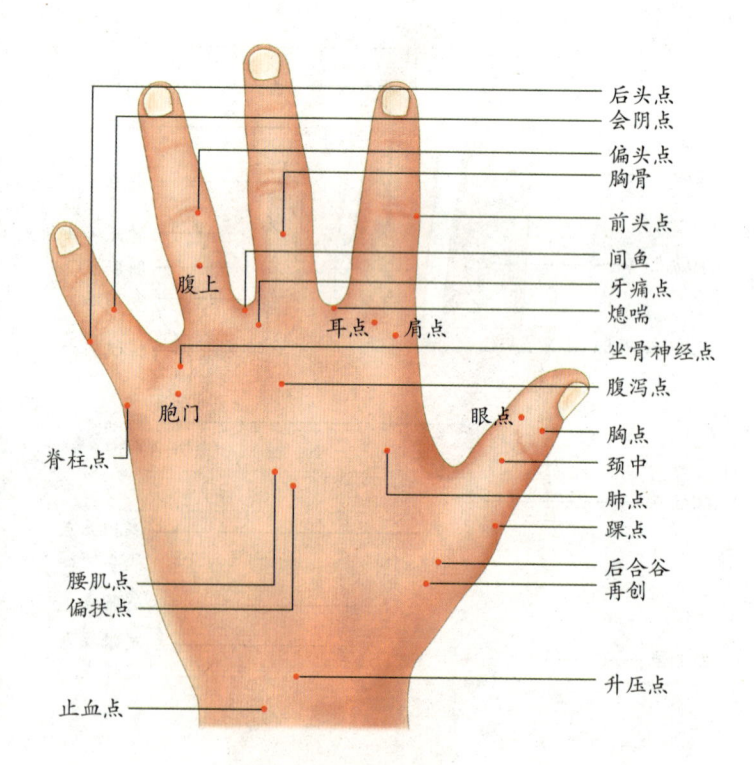

后头点
会阴点
偏头点
胸骨
前头点
间鱼
牙痛点
熄喘
腹上
耳点　肩点
坐骨神经点
腹泻点
胞门
眼点
胸点
脊柱点
颈中
肺点
踝点
腰肌点
后合谷
偏扶点
再创
升压点
止血点

【双足底反射区】

右足底　　　左足底

- 脑下垂体
- 额窦
- 鼻腔
- 颞叶、三叉神经
- 头(脑)部
- 脑干、小脑
- 颈项
- 眼睛
- 肩部
- 斜方肌
- 肾上腺
- 耳朵
- 甲状腺
- 腹腔神经丛
- 肺和支气管
- 胃部
- 心脏
- 肝脏
- 胰脏
- 肾脏
- 胆囊
- 十二指肠
- 脾脏
- 横结肠
- 升结肠
- 输尿管
- 降结肠
- 回盲瓣
- 小肠
- 盲肠(阑尾)
- 膀胱
- 直肠和乙状结肠
- 肛门
- 生殖腺

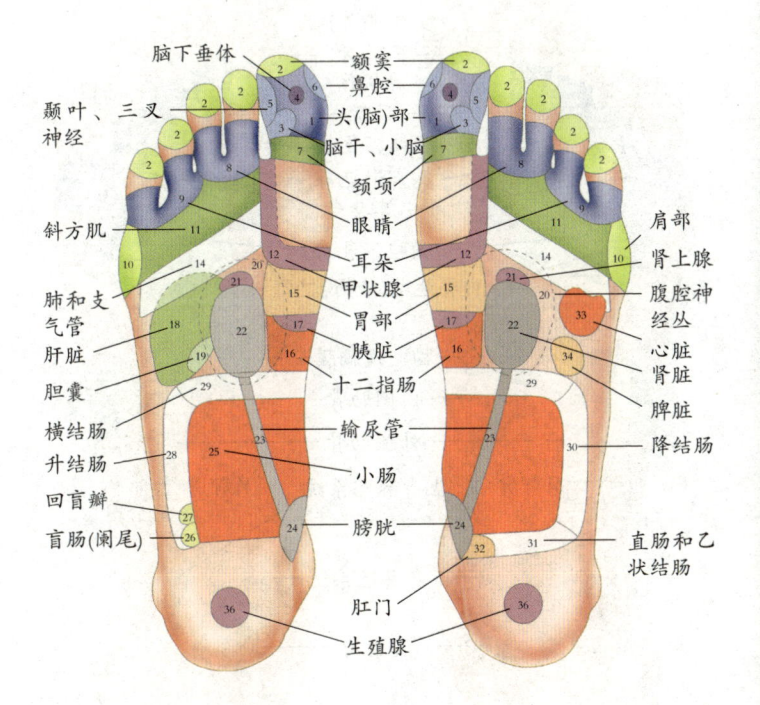

【双足背反射区】

左足背　　　　　　　右足背

- 脸部
- 上颌(牙)
- 下颌(牙)
- 扁桃体
- 眼睛
- 喉部、气管
- 胸部淋巴腺
- 耳朵
- 胸腔、乳房
- 内耳迷路(平衡器官)
- 膈、横膈膜
- 内侧肋骨
- 外侧肋骨
- 肩胛骨
- 上身淋巴系统
- 下身淋巴系统
- 腹股沟

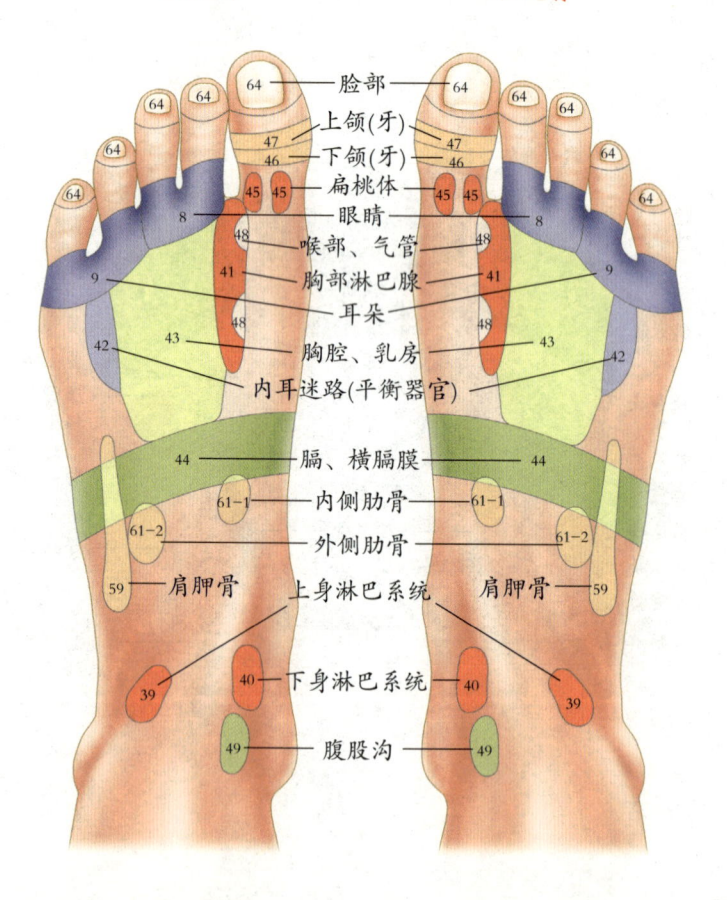

足内侧反射区

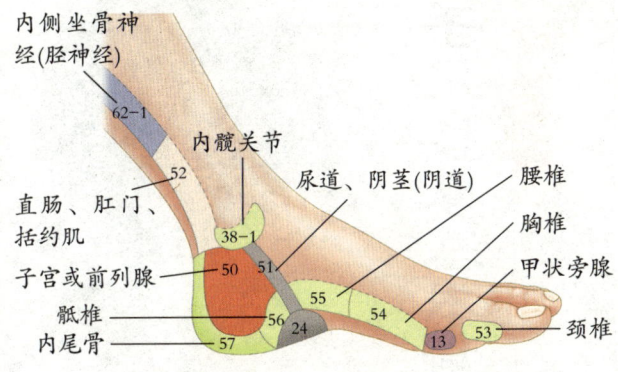

- 内侧坐骨神经(胫神经) 62-1
- 内髋关节 52
- 直肠、肛门、括约肌 38-1
- 尿道、阴茎(阴道)
- 腰椎
- 胸椎
- 子宫或前列腺 50
- 51
- 55
- 54
- 甲状旁腺
- 骶椎 56
- 24
- 13
- 53
- 颈椎
- 内尾骨 57

足外侧反射区

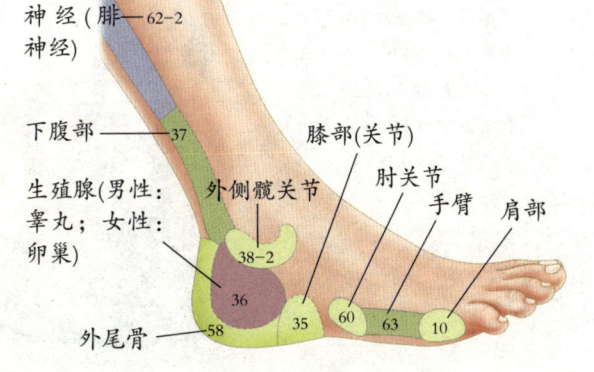

- 外侧坐骨神经(腓神经) 62-2
- 下腹部 37
- 膝部(关节)
- 生殖腺(男性:睾丸;女性:卵巢)
- 外侧髋关节
- 肘关节
- 手臂
- 肩部
- 38-2
- 36
- 35
- 60
- 63
- 10
- 外尾骨 58

第二章 手足按摩基本常识

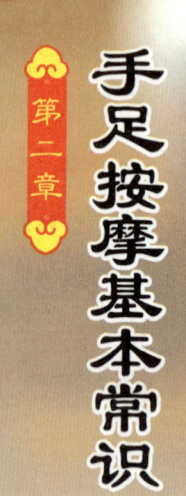

如果说点、线、面是数学家的好朋友，那么手足穴位、按摩工具和按摩手法则是按摩者的亲密伙伴。当按摩者能够清晰地分辨手足穴位，正确地挑选多样的按摩工具，并娴熟地运用适宜的按摩技巧时，防病治病、强身健体，便不在话下！

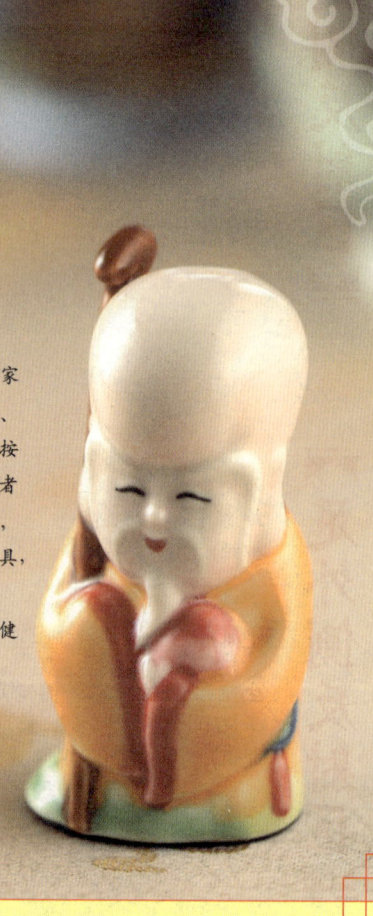

手部按摩手法

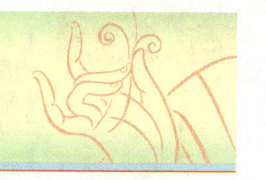

点法

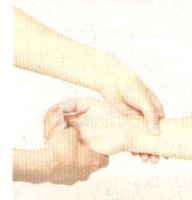

【定义】用指端、肘尖或屈曲指关节突起部位按压手部穴位的方法称为点法，常与按法、揉法配合应用。

【操作要领】点压准确、不可滑动，操作持久有力，力度由轻到重，逐渐渗透至肌肉深层，以有酸麻胀痛感为宜。

【应用部位】要求力度大而区域较小的穴位。

【作用】通经活络，消积破结，解除痉挛。

按法

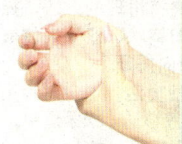

【定义】以手指尖端或指腹平压于手部穴位上，逐渐用力加压的手法叫按法。常与点法、揉法配合应用。

【操作要领】垂直按压，固定不移，由轻到重，稳而持续，忌用暴力。

【应用部位】手部较平坦的穴位。

【作用】疏经通络，散寒止痛。多用于慢性疾病的治疗。

推法

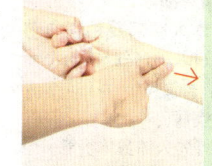

【定义】用指掌、手掌或掌根、大鱼际、小鱼际、单指、多指置于一定部位，进行单向直线推移称为推法。

【操作要领】指掌或鱼际紧贴体表，平稳、持续、缓慢地进行单向直线移动。

【应用部位】手部纵向长线穴位或沿手指各侧推动。

【作用】疏经活络，祛瘀消滞，健脾和胃，舒筋理肌。多用于慢性劳损性疾病。

摩法

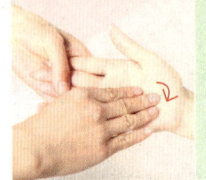

【定义】以指腹或掌贴于手部穴位,有节律地做环行摩擦的手法称摩法。

【操作要领】摩动时用力均匀,动作轻柔。指摩宜轻快,掌摩稍重缓。

【应用部位】多用于手部较开阔的部位及其他手法的结束放松调整。

【作用】多用于老年病、慢性病、虚症等病。

擦法

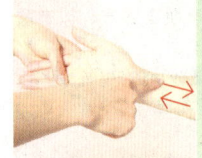

【定义】以指腹、掌根或大小鱼际,紧贴皮肤做快速往返的直线运动,使之产生一定热量的方法称擦法。

【操作要领】操作时要做到轻而不浮、重而不滞,力度适中平稳,以不使皮肤起皱为宜。

【应用部位】顺手部骨骼分布的穴位。

【作用】温经通脉,行气活血。多用于慢性寒症。

理法

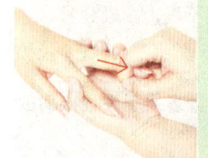

【定义】用双手拇指或单手拇指、中指、食指沿经络循行部位,或指腱等处施以夹持捋理的方法。操作时按摩者将食指、中指屈曲如钩状,双手夹住被按摩者一指,从指根部向指尖方向捋顺。

【操作要领】按摩者动作要敏捷灵活,均匀对称用力,速度宜快,且一松一紧,循序移动,松紧适中。

【应用部位】双手十个手指从指根部到指尖。

【作用】疏风散寒,通络止痛,行气活血,理顺筋脉等。

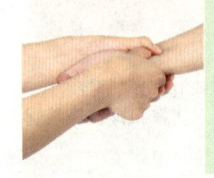

抖法

【定义】用双手握住被按摩者的腕部做上下左右的小幅度摆动,使波动感上传至肩肘部。

【操作要领】操作时,按摩者本人腰部要稍稍前弯曲,被按摩者上肢或下肢要放松,并将肢体向外伸展。抖动速度大约10秒完成一次,反复做6~7次即可。

【应用部位】此法多用于上肢疾病。

【作用】通利关节,放松肌肉,增强人体身体机能。

捻法

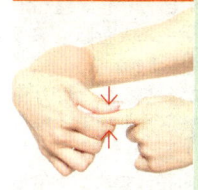

【定义】以两个手指对捏住施治部位,相对用力做搓揉动作的手法称捻法。
【操作要领】操作时频率要快,力度适中,要做到轻而不浮、重而不滞。
【应用部位】应用于小关节处。
【作用】疏经通络,活血止痛。多用于关节病症。

拔伸法

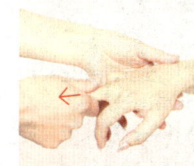

【定义】沿肢体纵轴方向,在关节两端用力做相反方向的牵拉、牵引动作,使关节间隙增大的手法称拔伸法。
【操作要领】操作时两手协调用力,沿关节纵轴方向牵拉,切忌强拉硬牵,强求关节弹响声,以免损伤关节及韧带。
【应用部位】手部各关节处。
【作用】行气活血,疏经通气,放松关节。

掐法

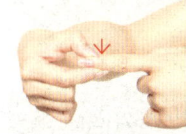

【定义】以指端甲缘重按穴位,而不刺破皮肤的方法称掐法,又称切法、爪法,是手部按摩手法中刺激最强的一种方法。
【操作要领】为强刺激法,手指垂直用力掐手部穴位,用力由轻到重,时间要短,避免掐破皮肤。
【应用部位】多用于关节处和指端穴位。
【作用】开窍醒神,回阳救逆,温通经络,兴奋神经。

摇转法

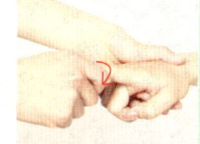

【定义】使手部指关节、腕关节被动做均匀的环形运动的手法,称为摇转法。
【操作要领】一手固定关节,一手进行环形操作,切忌单方向用力,以免损伤关节。可先用拔伸法、捻法放松关节。
【应用部位】手部各关节。
【作用】滑利关节,解痉放松,消除疲劳。

搓揉法

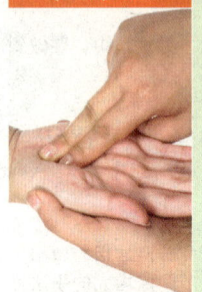

【定义】搓揉法包括指搓揉法和掌搓揉法。指搓揉法是用手指腹和手掌贴附在施治部位，轻柔缓和地旋转搓揉的方法；掌搓揉法是用手掌大鱼际或掌根部，附着于治疗的部位，做环旋揉动的方法。

【操作要领】操作时要求指掌紧贴体表，用力稳健，速度缓慢均匀，保持在同一层次上推动。推行的方向沿手部的骨骼方向施行。

【应用部位】一般用于手部纵向长线实施，或沿指向各侧施行。

【作用】通经活络，祛风散寒，调和气血，行滞化瘀。多用于慢性病、劳损性疼痛治疗。

压法

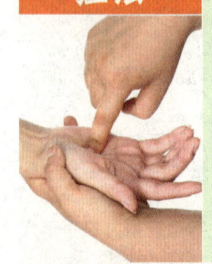

【定义】压法是普遍使用的穴位刺激法，就是利用容易施力的大拇指或食指、中指长时间按压穴位。

【操作要领】注意指压时要配合独特的呼吸法，即指压时呼气，停压时吸气。

【应用部位】用于手部平坦的区域，多用于慢性病的治疗。

【作用】补充能量，促进器官由抑郁恢复至正常，也能抑制亢奋和过度兴奋的情绪。

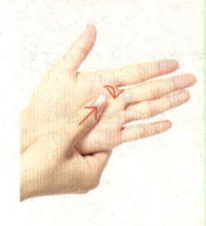

揉法

【定义】以拇指或中指指腹按于手部穴位上，腕关节放松，用前臂的运动带动腕关节和手指，做轻柔缓和的旋转揉动的手法叫揉法。常与按法、点法配合应用。

【操作要领】指、掌皮肤与穴位处的皮肤相对位置不变，做有节律、速度均匀的环形运动，用力轻柔、和缓，由轻到重。

【应用部位】应用范围广泛，适用于多数穴位。

【作用】温经散寒、消肿止痛、宽胸理气、消食导滞。多用于慢性、劳损性疾病和虚证。

手部按摩工具

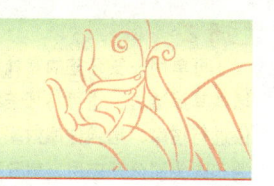

☐ 圆珠笔
可用圆珠笔略尖的一端以适度的力点压穴位,日常工作中使用比较方便。

☐ 木槌
手部或肩背部、大腿等区域较大的部位,用木槌击打,可以缓解疲劳,疏通筋骨。力度应由轻到重,不可用暴力。

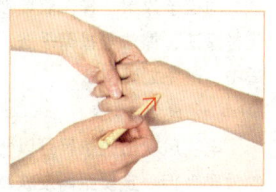

用圆珠笔点压穴位

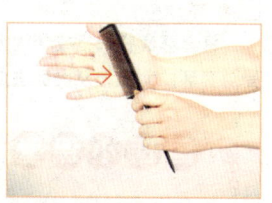

☐ 梳子
用梳子进行按摩,可同时刺激多个穴位,可作快速敲打,以促进血液循环,缓解疲劳。也可用梳子手柄部尖端按住不动,停留1~2分钟,持续刺激穴位,以适度的力点压穴位,用于关节附近穴位,能够增强刺激力度,加快疗效。

用梳子齿刺激多个穴位

☐ 夹子
用夹子夹住穴位或疼痛部位,可达到同捏法一样的治疗效果。应避免在同一部位夹过长时间。

☐ 冰块
手部因扭挫伤或擦伤导致发热时,或者严重的肩部疼痛时,冷敷比热敷效果要好些,用冰袋、冷毛巾皆可。

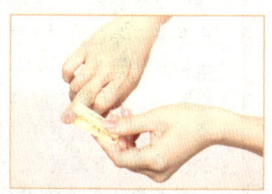

用夹子夹住穴位

□ 牙签

可单用一支牙签的圆钝端点按穴位，以增强其渗透力。也可将牙签绑成一束，对穴位进行按摩，增强按摩效果。可以将牙签尖端和圆头端分开应用，刺激不同的部位。

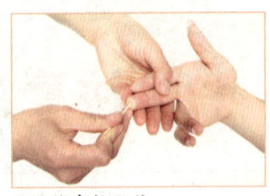

用牙签点按穴位

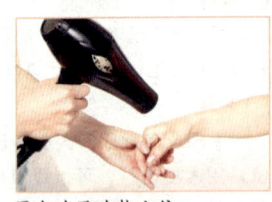

□ 浴刷

同梳子效果一样，能增强血液循环，可代替摩法、擦法等按摩手法。但要保持力度适中，避免划破皮肤。

□ 电吹风

电吹风吹出的热风可以代替热敷和艾灸的效果。但一定要距离皮肤15厘米左右，以免烫伤，可沿经脉走向吹。

用电吹风吹热穴位

□ 套环

将套环套在拇指或食指上，然后手指之间相互按压。这样，指尖可以受到套环的刺激，从而促进血液循环，尤其适用于手凉的人。

国医小课堂

手部日常养护

女性的双手，可以说是爱美人士的第二张"脸"，也是最容易暴露年龄的部位。要想拥有完美无瑕的纤纤玉手，你需要做的功课如下。

◎深层洁净手部肌肤，可以嫩白肌肤，清除老皮及促进新陈代谢。

◎如要改善"煮妇手"问题，则应使用滋润性手膜，使手部肌肤吸收更多营养成分，令双手恢复柔滑润泽。

◎坚持每天早晚使用护手霜，特别是含有维生素A、B族维生素、维生素E等成分的护手霜。它们是手部保养的好东西，在滋润手部皮肤的同时，还可以为皮肤补充营养。

□ 木棍

选一根表面光滑的木棍,将木棍放在墙上,手放在木棍上来回滚动,可以刺激手掌穴位,达到按摩的效果。

□ 热水袋

与电吹风相比,热水袋安全方便,但是移动性较弱。把热水袋用毛巾包好,放于疼痛部位可缓解疼痛。

用热水袋热敷穴位

□ 米粒

将米粒用胶布固定在疼痛部位,可以随时随地做按摩。用王不留行籽代替米粒效果会更好。

米粒

□ 网球

用手掌夹住网球,在掌心来回运动,可以达到刺激穴位的目的。也可选用其他适合的球类代替。

□ 软毛刷

用软毛刷对手掌进行按摩,可刺激大面积反射区。

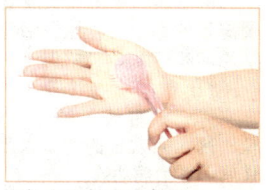

用软毛刷刺激反射区

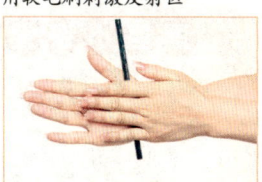

□ 铅笔

选一只较长的铅笔,两手掌夹紧铅笔来回搓动,可以对手掌多个反射区同时按摩,且随时都可应用,可用圆珠笔、钢笔、筷子等代替铅笔。

用铅笔按摩反射区

□ 梅花针

取梅花针轻叩手背皮肤,由指尖沿着手指直线向手腕处叩击,每日一次,手法不宜过重,每次叩击以手背皮肤达到温热即可。此法可活络行血,保持手部健美。

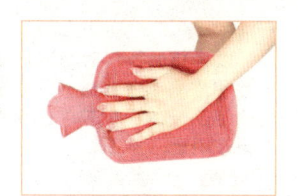

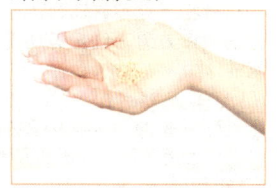

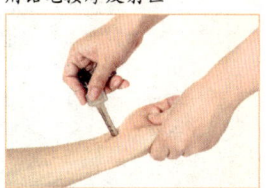

用钥匙刺激穴位

□钥匙
以手指做指压时，不好使力者，可以利用钥匙来刺激穴道。一般来说，钥匙压住穴道部分的面积较广，刺激力度较大，效果较明显。

□核桃
用手握住两个核桃，用手指的运动带动核桃相互摩擦转动，达到锻炼手指灵活性的按摩效果。经常运动手指还有健脑益智的作用。

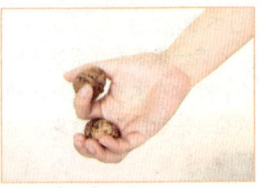

用核桃按摩穴位

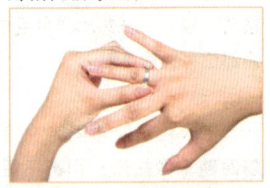

□戒指或指环
可用戒指、项链及手链的坚硬突起部分按压手腕及手指周围的穴位。

用戒指按压穴位

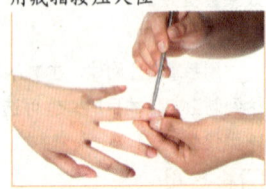

□香烟或艾卷
用点燃的香烟或艾卷直接灼熏手部需要施治的部位，以达到治疗效果。这种方法通常被称为烟灼熏法。

□细铁棍
用细铁棍较尖的一头，按压手部穴位，加大对穴位的刺激力度，达到更好的按摩保健治病功效。

细铁棍点按关冲穴

国医小课堂

手部保健操

1. 直立，一只手从背后向上，另一只手过肩向下，使两手在背后握住，深呼吸。
2. 握拳，再放开，并尽力分开五指，连续做15次。
3. 坐于桌前，双肘支于桌上，右手握左手腕。左手放松并伸开五指，向左、向右各做5次转腕。换手，重复上述动作。
4. 两臂向前平伸，五指并拢。然后，先张开小手指，再依次张开无名指以及其他三指。
5. 双肘支于桌上，伸开五指，转动双手腕，向内向外各转45圈。

足部按摩手法

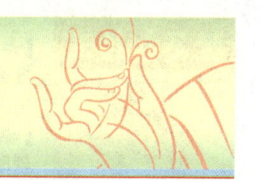

单食指压刮法

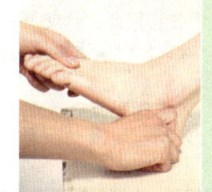

【按摩手法】以伸直或屈曲的食指桡侧缘压刮反射区。

【操作要领】腕关节带动食指、中指、无名指、小指施加压力,以食指桡侧缘着力。

【应用部位】胸部淋巴、内耳迷路、内外踝下方的生殖腺反射区。

单食指扣拳法

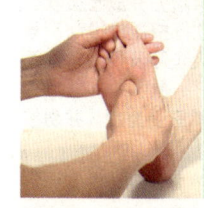

【按摩手法】一手握住被按摩者足部,另一手食指第1、2节指间关节屈曲扣紧,其余四指握拳,以食指中节近第1指间关节背侧按压。

【操作要领】本法为足部按摩常用手法,主要为腕关节施力,将拇指固定在中指上顶住弯曲的食指,以防止食指滑动影响疗效。

【应用部位】广泛应用于多个反射区,如胃、胰、十二指肠、肝、胆、肾上腺、肾、心脏等。

拇指扣拳法

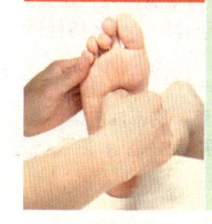

【按摩手法】以屈曲的拇指指间关节为着力点对反射区进行刺激。

【操作要领】以指掌关节施力为主,本法力度容易把握,易于操作。

【应用部位】广泛应用于多个反射区,如大脑、额窦、肾上腺、肾、胃、脾、心脏、肝胆等。

握足扣指法

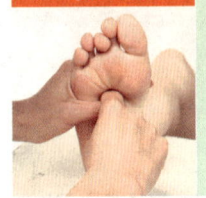

【按摩手法】食指第1、2节指关节屈曲,其余四指握拳,另一手拇指深入屈曲的食指中,以食指第1节指关节为着力点。

【操作要领】以握拳的手腕为施力点,另一手拇指辅助以增加力度,其余四指固定足部。

【应用部位】肾上腺、肾、垂体、足跟部生殖腺等。

双指扣拳法

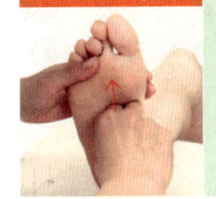

【按摩手法】以手握拳,食、中二指屈曲,均使第1指关节突出,其余指握空拳。以食、中二指第1指间关节为着力点。

【操作要领】腕关节施力点,以拇指固定在无名指上顶住弯曲的食、中二指,以防止因滑动而影响疗效。

【应用部位】胃、小肠、腹腔神经丛、肝等反射区。

拇指扣指法

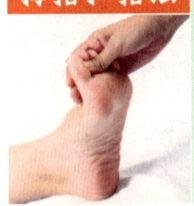

【按摩手法】拇指屈曲与其余4指分开成圆弧状,以4指为固定点,以拇指顶端进行按揉或推刮。着力点为拇指指尖;施力部位在大鱼际及拇指掌指关节,其余4指固定加力。

【操作要领】力量应适中,以能忍受为度,并勿按揉或推刮出皮肤皱褶。

【应用部位】小脑、三叉神经、鼻、颈项、扁桃体、上下颌等。

单食指钩拳法

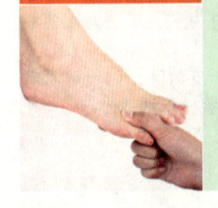

【按摩手法】操作手的食指、拇指略张开,其余3指握成拳状,以拇指支撑固定于体表,用食指桡侧缘为着力点进行压刮。

【操作要领】拇指与食指相对用力,以增加压力。

【应用部位】甲状腺、内耳迷路、胸部淋巴结、喉头(气管)、内尾骨、外尾骨等。

双拇指推掌法

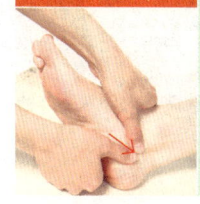

【按摩手法】双手拇指与其余四指分开,四指贴附于体表起支撑作用,以拇指指腹着力于反射区,稍用力单向压推。

【操作要领】压推时不可用力过重,以腕关节活动带动拇指操作。

【应用部位】肩胛骨、横膈膜,也可用于按摩前后的足部放松。

多指扣拳法

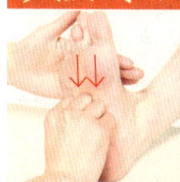

【按摩手法】以食指、中指、无名指、小指屈曲的近端指关节来刺激穴位。

【操作要领】一手要固定足部,另一手操作宜稳,避免滑动。

【应用部位】小肠反射区。

双指钳法

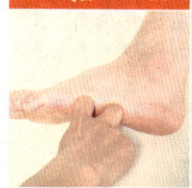

【按摩手法】一手固定足部,另一手食指、中指弯曲成钳状钳住脚部穴位,挤压穴位。

【操作要领】操作时以食指为着力点,中指起固定作用,根据不同部位调整力度。

【应用部位】颈椎、甲状旁腺、肩关节等反射区。

推掌加压法

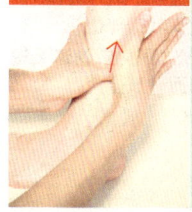

【按摩手法】一手拇指与其余四指分开,以拇指指腹进行推按,另一手掌按压于拇指上,协助用力。

【操作要领】操作的拇指与辅助的四指应协调配合,同时用力,推动时不可左右偏歪。

【应用部位】足内侧反射区,如胸椎、腰椎、坐骨神经等。

双手食指压刮法

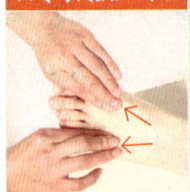

【按摩手法】以双手伸直或屈曲的食指桡侧缘来压刮反射区。

【操作要领】腕关节带动食指、中指、无名指、小指施加压力,以食指桡侧缘着力。

【应用部位】胸部淋巴、内耳迷路、内外踝下方的生殖腺反射区。

双拇指扣掌法

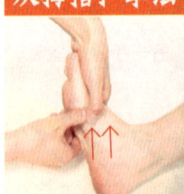

【按摩手法】双手的拇指和其余四指张开,两拇指重叠,以拇指指腹进行压推。

【操作要领】以腕关节为施力点,动作应保持缓慢柔和。

【应用部位】生殖腺、甲状旁腺、肩关节、肘关节、肩胛骨等反射区。

拇、食指扣拳法

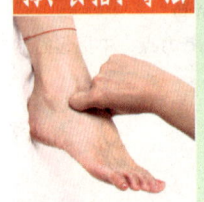

【按摩手法】双手拇、食指张开,拇指关节微曲,指腹朝前,食指第1指间关节弯曲呈90°直角,其余3指握拳,以双食指第1指间关节桡侧为着力点进行点揉。

【操作要领】操作时以拇、食指及腕关节同时施力。本法刺激作用较强,力度应适当,频率要稍放慢。

【应用部位】上、下身淋巴结等。

单手拳击法

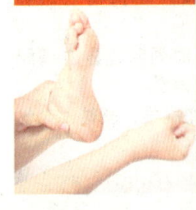

【按摩手法】操作手五指弯曲成拳,手指自然松开,手腕伸直,用掌根叩击脚底或其他部位。

【操作要领】按摩者腕关节放松,用力要快速而短暂,垂直叩打脚底,速度要均匀而有节律。

【应用部位】脚掌、脚跟等。

足部按摩工具

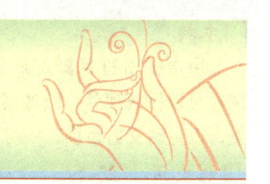

□ 牙签、圆珠笔尖端、发夹、针具

为了增强按摩效果，单纯或配合使用牙签、圆珠笔尖端、发夹等尖锐物品刺激穴位也不失为一种简便有效的方法。尖锐物刺激时间虽短但刺激强度较大，起效快，当遇到危及生命的急症时，必要的情况下可以使用针具。

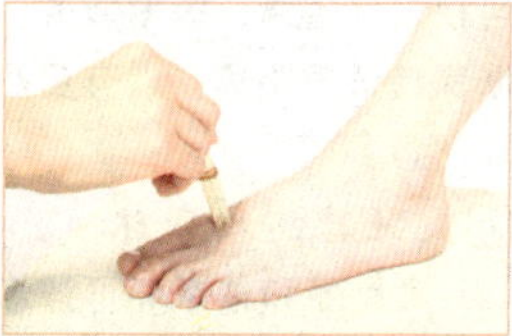

牙签束尖端刺激足部穴位

□ 核桃

闲暇时间，取两个核桃，一个放在脚的大拇指下面，另一个放在小指下面，然后将这两个核桃不断向一个方向聚合，再往两个方向分开，这样不断转动核桃，直至脚部发热为止。此种方法可以刺激足底反射区，调节脏腑功能，增强抗病能力。

□ 高尔夫球、乒乓球

取一高尔夫球或乒乓球，置于脚掌下踩踏，来回滚动，至脚掌发热为止。此方法能刺激足底神经、血管、反射区等组织，从而起到舒经活络、行气活血的作用。

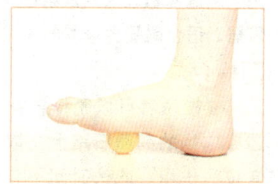

脚掌踩踏乒乓球

□ 木棍、搓衣板、按摩踏板

选一根表面光滑的木棍，将木棍放在地上，脚放于木棍上来回滚动；或将搓衣板、按摩踏板放于地上，脚放在上面来回搓动。此法可以刺激足底穴位，调节人体器官的功能，达到防病治病、强身健体的按摩效果。

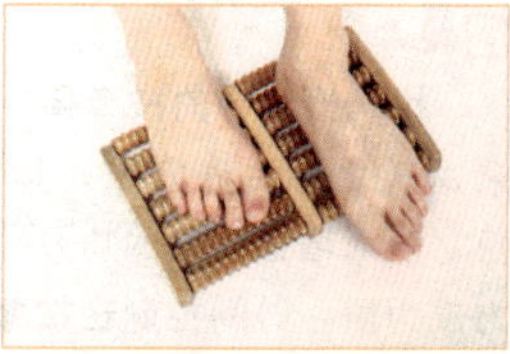

按摩踏板刺激足底穴位

□ 木槌

用木槌击打足部足底反射区较大的部位，可以缓解疲劳，疏通筋骨。力度由轻到重，以可耐受力为度，不可用暴力。

□ 电吹风、艾条

用电吹风吹出的热风，或用点燃后的艾条，对足部不适区或反射区进行熏烤，可以温经通络、缓解疲劳。但一定要与皮肤保持适当距离，以有温热感为度，以免烫伤。

□ 夹趾器、按摩环

夹趾器和按摩环可锻炼脚趾的灵活性并按摩足部，可用夹趾器夹住脚趾来进行穴位按摩；或者将脚伸入按摩环内，上下移动，刺激小腿部穴位。

□ 软毛刷

用软毛刷对足底进行反复刷动按摩，适用于刺激面积较大的反射区，此法刺激强度较弱，适合耐受力较差的人采用。

□ 鹅卵石

被按摩者可以脱掉鞋袜，赤脚走在公园或广场的鹅卵石路上，以达到按摩足部穴位的作用。此法时间不宜过长，控制在足底感到酸胀痛感最佳。

□ 按摩棒

找一根适合的按摩棒，用其凸起的一端点按足部足底穴位，以更好地刺激穴位，从而增强按摩的功效。力度以可承受力度为限，时间控制在按摩者感受到酸胀痛感为宜。

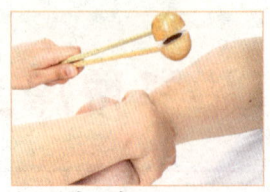

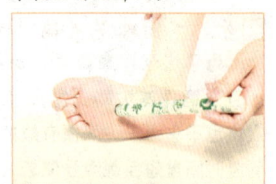

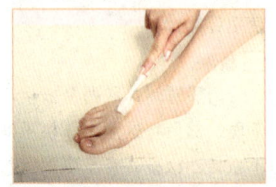

木槌击打足部穴位

艾条灸足部反射区

软毛刷反复刷足部穴位

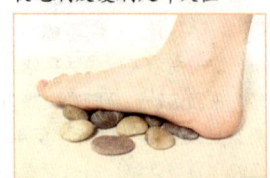

鹅卵石刺激足底穴位

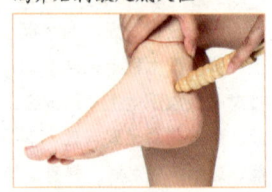

按摩棒点按足部穴位

手足按摩的禁忌与注意事项

手部按摩的禁忌与注意事项

按摩禁忌
◎手部皮肤损伤及患皮肤疾病的人，不可进行按摩，如湿疹、烫伤及一些开放性伤口。
◎患有传染性疾病的患者，如肝炎、结核病等不宜按摩。
◎急性软组织损伤导致的局部组织肿胀，如踝关节扭伤、韧带拉伤急性期24小时内等不可按摩。
◎各种骨折和关节脱位等不宜按摩。
◎各种容易引起出血的疾病，如血友病、白血病等不宜按摩。
◎有严重精神病，高血压，心、肝、脾、肺、肾功能不全的患者不宜按摩。
◎各种急症患者，如急性阑尾炎、胃穿孔、急性中毒等不宜按摩。
◎女性月经期及妊娠期均不宜按摩。

注意事项
◎按摩前要用热水洗手；常修剪指甲；将有碍操作的物品，如手表、戒指等预先摘掉。
◎应避免在过饥、过饱或过度疲劳时做保健按摩，饭前饭后1小时内不做按摩。
◎按摩时可选用润滑剂，如滑石粉、按摩乳、精油等以加强疗效，防止皮肤破损。
◎治疗关节、软组织损伤病症时，应边做手法，边嘱咐患者活动病变部位。
◎穴位较小时，可选用一些工具代替手指按摩。

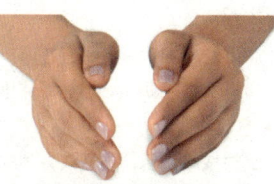

呵护健康，从手做起

◎腰部肾区不宜用重手法按摩，以免损伤肾脏。
◎对久病、慢性病患者进行按摩治疗时，手法要柔和。
◎自我保健按摩每日1～2次，每次20～30分钟，可在晨起前或晚上临睡前进行。
◎按摩时，一定要选择对双方都合适的姿势，同时要根据年龄和体质区别对待。老年人、体质较弱者多选择卧位或坐位，如果进行头部按摩、颈部按摩，还可以选择有靠背的坐位；婴幼儿可采取家长抱坐的姿势进行操作。
◎按摩时，要根据被按摩者的年龄、体质、性别选择不同的按摩手法和力度。老人、儿童、女性用力要轻，青壮年用力要重；体格瘦弱者用力要轻，体格强壮者用力要大一些。
◎对于急性的扭挫伤，并伴有出血的，至少观察24～48小时，待情况稳定后再进行按摩。
◎被按摩者在大怒、大喜、大悲、大恐的情况下，不能立即进行。

足部按摩的禁忌与注意事项

按摩禁忌
◎急性心肌梗死，严重的心、肝、脾、肾功能衰竭等患者不宜按摩。
◎一些外科疾病，如急性阑尾炎、腹膜炎、肠穿孔、骨折、关节脱位等患者不宜按摩。
◎各种中毒，如煤气、药物、食物中毒、毒蛇、狂犬咬伤等患者不宜按摩。
◎传染性疾病，如肝炎、结核等患者不宜按摩。
◎各种严重出血性疾病，如脑出血、消化道出血、内脏出血、血友病等患者不宜按摩。
◎严重的精神病患者不宜按摩。
◎如果女性经期和妊娠期身体虚弱，均不宜按摩。

注意事项
◎足部按摩前后，施受双方须饮300～500毫升温开水。
◎饭前30分钟、饭后1小时内不宜做足部按摩。

◎对月经不调、痛经者按摩要慎重,力度要轻。

◎被按摩者在服药治疗期间接受足部按摩不应停药。

◎有严重心脏病、肾病的人按摩前后饮水不要超过150毫升。

◎按摩环境要保持安静、整洁、温度适宜,并保持空气流通,不要使被按摩者受凉、受寒。

◎按摩者的手要保持温暖。天气寒冷时,先将两手搓热或将手泡在热水中温暖。

◎避免压迫骨骼部位,防止骨膜发炎或出血肿胀。

◎老人骨骼变脆、关节僵硬,小儿皮肤柔嫩、骨骼柔细,按摩时均不可用力过度,只可用指腹轻揉足部反射区。

◎按摩者在操作前一定要修剪指甲,保持手的清洁卫生,拿下戒指、手链、手表等硬物,以免划伤被按摩者。

◎按摩前,最好先用热水或中药泡脚20~30分钟,以增强敏感度,提高疗效。

◎按摩时,可配合使用按摩介质或按摩膏,不仅可以保护按摩者的手和被按摩者的足,还可以通过选择适当的药物介质以加强治疗,但不能涂抹过多。

◎按摩时,双足不要直对电风扇或过堂风;按摩后,双足不要立刻接触冷水。

◎按摩者在按摩每个反射区前,都应测试一下疼痛敏感点,以便有的放矢。

◎对于长时间服用激素类药物和极度疲劳者,不宜进行按摩。

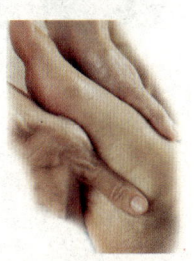

足部按摩

国医小课堂

按摩前的热身运动

对搓双手1~2分钟,至有温热感,顺时针和逆时针方向旋转腕关节1~2分钟;搓擦十指,每指各10次,五指展开,然后握拳交替进行5~10次。

第三章 手足按摩治百病

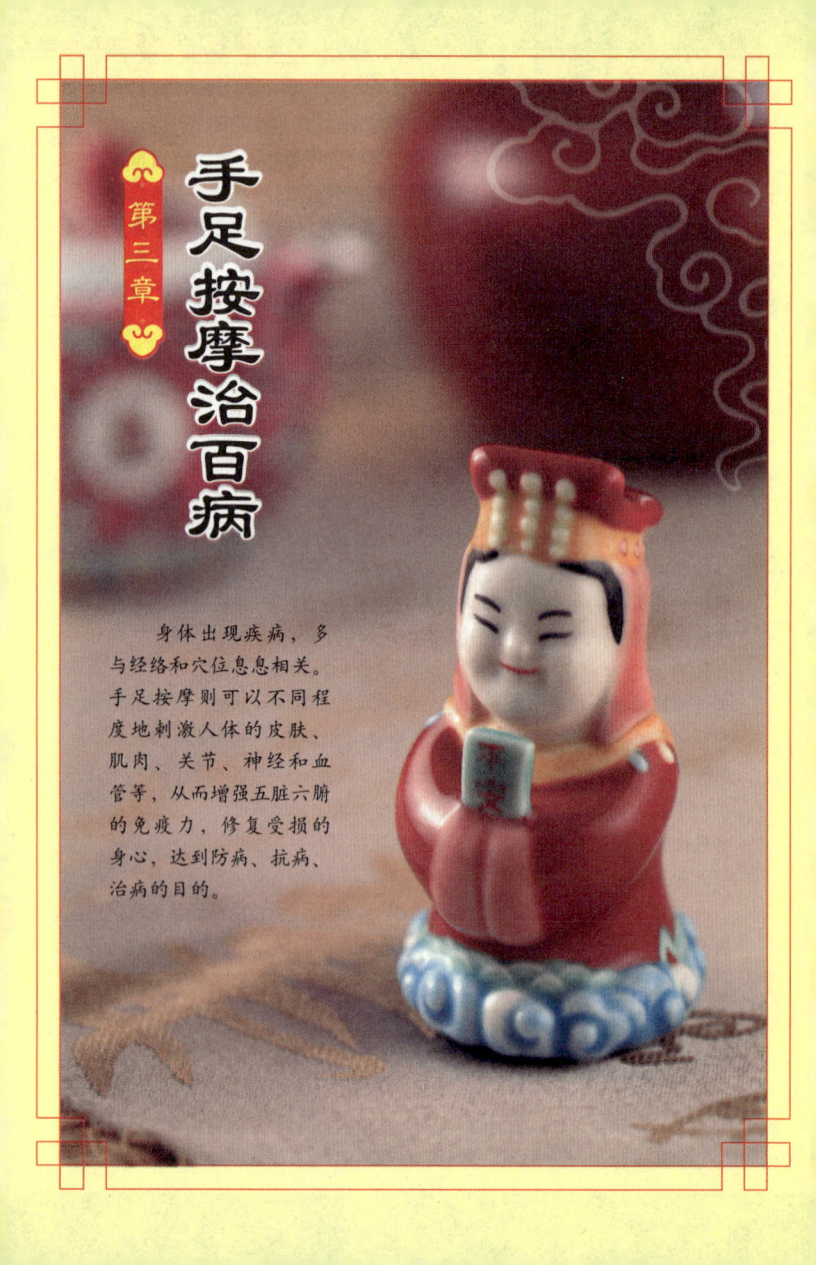

身体出现疾病，多与经络和穴位息息相关。手足按摩则可以不同程度地刺激人体的皮肤、肌肉、关节、神经和血管等，从而增强五脏六腑的免疫力，修复受损的身心，达到防病、抗病、治病的目的。

慢性胃炎

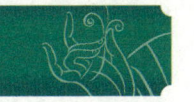

慢性胃炎是指由不同病因所致的胃黏膜慢性炎症，最常见的是慢性浅表性胃炎和慢性萎缩性胃炎。此病病程缓慢，反复发作而难愈，多表现为食欲减退、上腹部不适和隐痛、嗳气、泛酸、恶心、呕吐等。

手部按摩

【特效穴位】

内关、合谷、劳宫、胃肠点、三焦点、脾点、大肠点、小肠点、脾胃、十二指肠等穴位，胃、十二指肠、肾、输尿管、膀胱、肺、脾、腹腔神经丛、小肠、大肠等反射区。

【按摩手法】

1. 用力点按内关、合谷、劳宫各穴，按摩2~3分钟，以局部有胀痛感为宜（见图①②）。
2. 揉掐胃肠点、三焦点、脾点、大肠点、小肠点，各点揉掐约1~2分钟，以局部有热胀感最佳。
3. 胃、十二指肠、肾、输尿管、膀胱、肺、脾、腹腔神经丛、小肠、大肠等反射区，每次可选4~5个穴位，以中等力度按揉或推按30~50次，以局部有酸

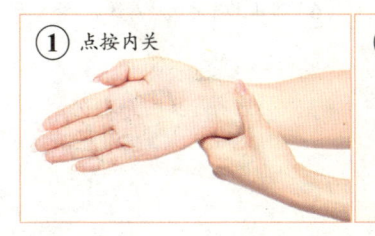

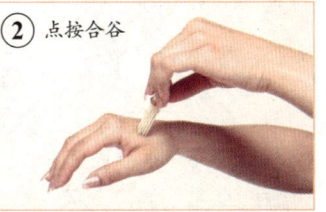

① 点按内关

② 点按合谷

胀感最佳。
4.在脾胃穴、十二指肠穴各按揉2分钟，缓慢放松。

足部按摩

【特效穴位】

胃、腹腔神经丛、胰、副甲状腺、食管、胸椎、上下身淋巴、脾、肝、胆、十二指肠、大小肠等反射区。

【按摩手法】

1.单食指扣拳法重压腹腔神经丛、胃、十二指肠、大小肠反射区各50次（见图③④）。
2.单食指扣拳法按揉胰、副甲状腺、脾、肝、胆反射区各50次（见图⑤）。
3.拇指指腹推压食管、胸椎、上身及下身淋巴反射区各30次（见图⑥）。

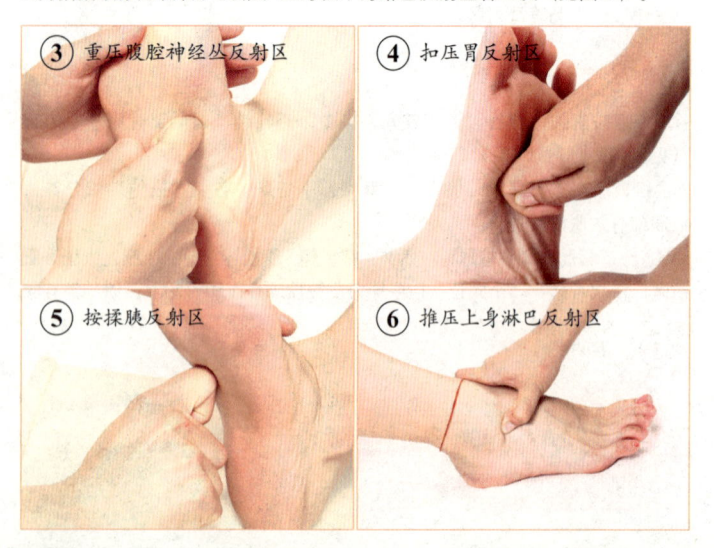

③ 重压腹腔神经丛反射区

④ 扣压胃反射区

⑤ 按揉胰反射区

⑥ 推压上身淋巴反射区

糖尿病

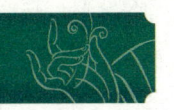

糖尿病是由遗传和环境因素相互作用而引起的常见病。一般来说，患者的静脉血糖≥11.1毫摩尔/升或空腹血糖≥7.0毫摩尔/升，并伴有口渴、多饮、多尿、多食、消瘦等不良症状。

手部按摩

【特效穴位】

合谷、内关、少商、大鱼际、太渊、阳池、肺点、脾点、心点等穴位，以及胰腺、胃、小肠、垂体、腹腔神经丛、肾、膀胱、输尿管等反射区。

【按摩手法】

1. 按压合谷、内关、少商、大鱼际、太渊、阳池等，每穴按压1～3分钟，以局部有酸痛感为宜（见图①）。
2. 按揉肺点、脾点、肾点、三焦点、心点等穴，每穴按揉1～3分钟，逐渐用力，以局部有酸胀感为最佳。

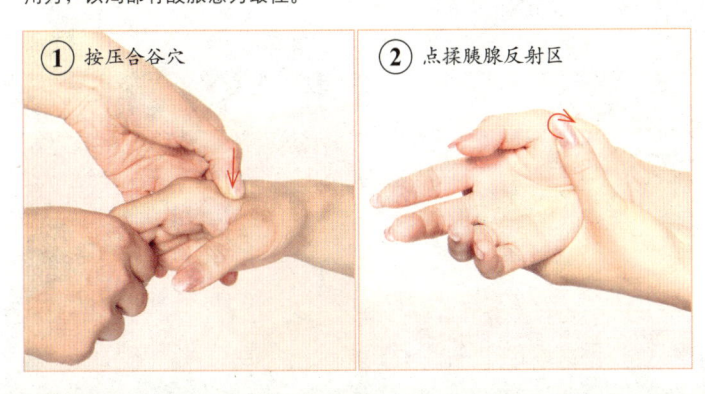

① 按压合谷穴

② 点揉胰腺反射区

3. 按揉心肺、脾胃、肾等反射区，每个部位按揉3～5分钟，至局部有热胀感为佳。

4. 点揉或推按胰腺、胃、小肠、垂体、肾、输尿管、膀胱、腹腔神经丛等反射区，每处各按摩1分钟，以局部有热胀感为宜。按摩时，不可突然发力，要逐渐用力，力度由轻到重（见33页图②）。

足部按摩

【 特效穴位 】

胃、肾上腺、膀胱、心、额窦、脑垂体、眼、脾、肝、胆、肾等反射区。

【 按摩手法 】

1. 推按腹腔神经丛、肾上腺、肾、输尿管、膀胱反射区各2分钟。
2. 拇指推压脾、胰、肝、胆反射区各1～2分钟。
3. 点按或按揉额窦、脑垂体、眼、胃、心反射区各1分钟（见图③）。
4. 循序渐进按摩足拇趾内侧从趾根到趾尖处的硬块或条索状物，使硬块逐渐变软至散开。
5. 依次推按肾上腺、腹腔神经丛、肾、输尿管、膀胱、尿道反射区2分钟。以艾条灸以上反射区同样有效（见图④）。

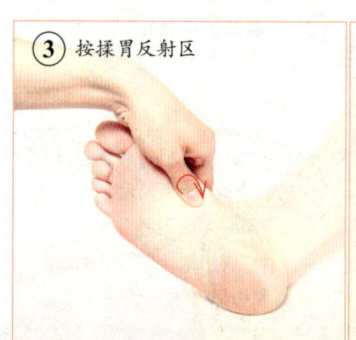

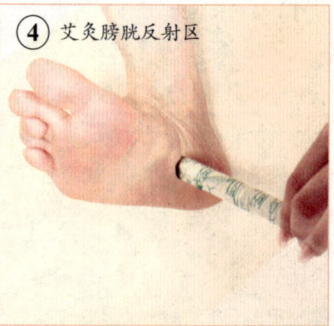

③ 按揉胃反射区

④ 艾灸膀胱反射区

高血压

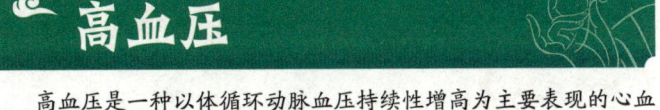

高血压是一种以体循环动脉血压持续性增高为主要表现的心血管疾病,分为原发性和继发性两大类。其最初症状多表现为易疲劳、头晕、记忆力减退;血压明显升高时,出现头晕加重、头痛,甚至恶心、呕吐。尤其在劳累或情绪激动等引起血压迅速升高时,症状明显。

手部按摩

【特效穴位】

内关、合谷、神门、头顶点、命门点、肝点、心点等穴位。

【按摩手法】

1.用拇指或按摩棒按揉内关、合谷、神门各2~3分钟,力度由轻到重(见图①②)。

2.点按头顶点、命门点、肝点、心点各1~2分钟,以局部有酸胀痛感为佳。

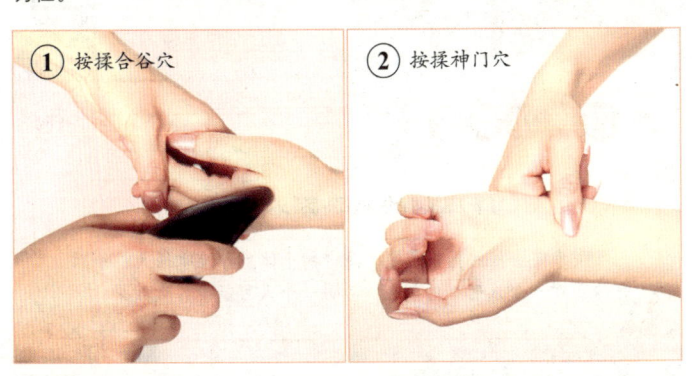

① 按揉合谷穴

② 按揉神门穴

足部按摩

【特效穴位】

心、肾上腺、腹腔神经丛、肾、大脑、肝、垂体、颈项、颈椎、副甲状腺等反射区。

【按摩手法】

1. 食指指关节压刮心反射区2～3分钟，力度由轻到重，不可过重。
2. 食指指关节点按肾上腺、腹腔神经丛、肾反射区各3～5分钟（见图③）。
3. 拇指指腹按揉大脑、肝、垂体反射区各2～3分钟（见图④）。
4. 拇指、食指捏揉颈项、颈椎、副甲状腺反射区各30次。

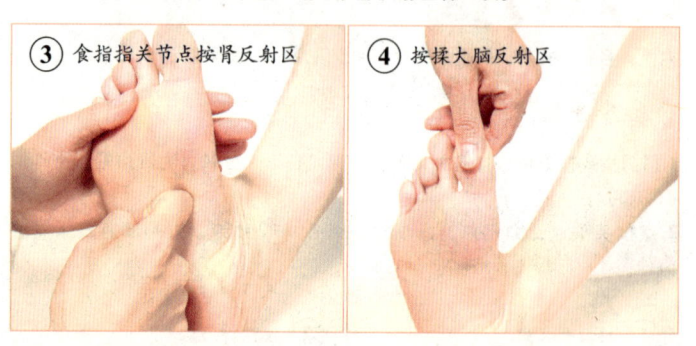

③ 食指指关节点按肾反射区

④ 按揉大脑反射区

国医小课堂

降压药的效果因人而异

引发高血压的因素很多，患者的个体差异性也很大，所以有的药对一个人有好的效果，对另一个人可能没什么效果。

高血脂

胆固醇含量增高或甘油三酯的含量增高,或是两者都增高,统称为高血脂。临床上多以头晕、胸闷、心悸、神疲乏力、失眠健忘、肢体麻木等为主要表现,部分高血脂患者在眼皮处会出现黄色小脂肪瘤。

手部按摩

【 特效穴位 】

心肺、肝胆、肾、内关、合谷、中诸、脾点、肾点、三焦点、肝点、小肠点等穴位。

【 按摩手法 】

1.指端点按或用牙签后端点按合谷、中渚、液门、关冲、阳池、内关等穴,每穴点按2～3分钟,以局部有胀痛感为宜(见图①)。

2.用按摩棒点按脾点、肾点、三焦点、肝点、小肠点等,每处点按2～3分钟,以局部有热胀感为宜(见图②)。

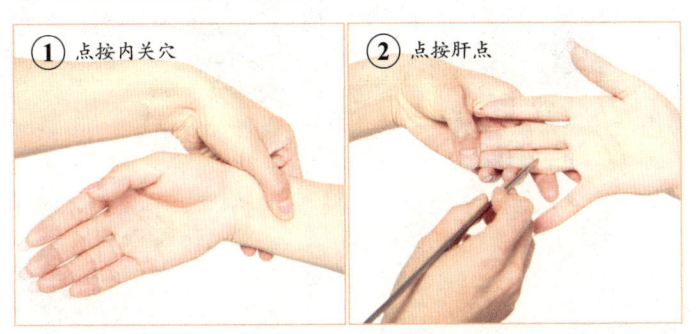

① 点按内关穴

② 点按肝点

3.选择性点按或推按肾、输尿管、膀胱、肺、垂体、脾、胃、十二指肠、小肠、上下身淋巴结等反射区,各处点按或推按1～2分钟,推按速度为每分钟30～60次,至局部有明显的酸胀感为佳。

4.按揉心肺穴、脾胃穴、肝胆穴、肾穴等,各2分钟,缓慢放松。

足部按摩

【 特效穴位 】

大脑、小肠、肝、胆、脾、肾、肾上腺、腹腔神经丛、甲状腺、肝、胆、脾、垂体等反射区。

【 按摩手法 】

1.单食指扣拳法推压头部、胰、小肠、甲状腺等反射区,每反射区各20～30次,逐渐用力,以局部有酸痛感为宜。

2.拇指指腹推揉肝、胆、脾、肾等反射区,每区各推揉30次(见图③)。

3.扣指法按揉大脑、垂体,按揉约50次,逐渐用力,以局部有胀痛感最佳。也可用艾灸灸这些反射区(见图④)。

4.最后依次推按肾上腺、腹腔神经丛、肾、输尿管、膀胱、尿道反射区,每穴推按2分钟。

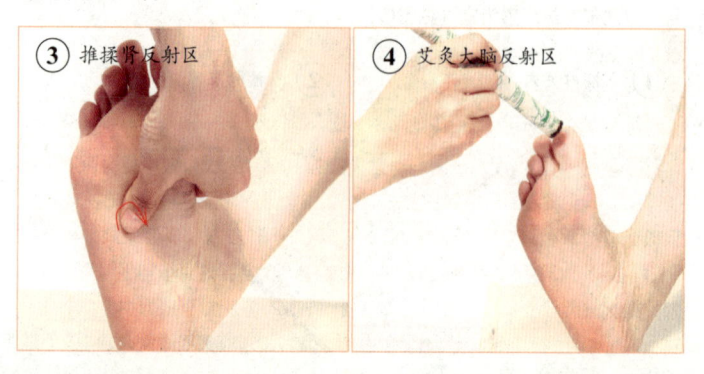

③ 推揉肾反射区

④ 艾灸大脑反射区

便秘

便秘是指大便干燥，排出困难，或者排便间隔时间较长，或虽有便意，但艰涩难下，常数日一行，甚至需用泻药或灌肠才能排出大便。长期便秘会带来许多不良后果，如肛裂、痔疮、脱肛等继发症，同时还会影响患者的情绪。

手部按摩

【 特效穴位 】

胃、肝、脾反射区及大肠点、内关、合谷、商阳等穴位。

【 按摩手法 】

1.点按或按揉胃反射区3～5分钟，手法由轻到重，逐渐用力，至局部出现酸、胀、痛的感觉为度，按摩速度每分钟50～100次为宜。

2.拇指按揉肝、脾反射区3～5分钟，至局部有酸痛感为宜。手法要均匀、柔和、有渗透力。

3.拇指指端掐揉或用牙签后端点按大肠点，手法稍重，持续3～5分钟，力度适中，避免损伤皮肤（见图①）。

4.点按内关、合谷、商阳穴各1分钟，逐渐用力，以局部有酸胀感为宜（见图②）。

① 掐揉大肠点

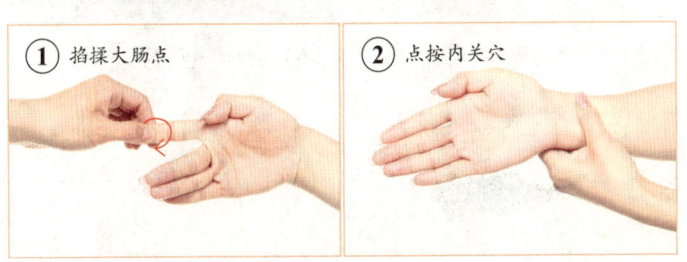

② 点按内关穴

足部按摩

【特效穴位】

腹腔神经丛、肾、肾上腺、输尿管、膀胱、肝、胆、脾、胃、胰、十二指肠、盲肠（阑尾）、回盲瓣、降结肠、腰椎、小肠、骶骨等反射区。

【按摩手法】

1. 单食指指关节压刮腹腔神经丛、肾、肾上腺、输尿管、膀胱、肝、胆、脾反射区1～2分钟。
2. 食指指关节点按大脑、小脑、脑干、心、甲状旁腺反射区各1分钟。
3. 食指指关节压刮胃、胰、十二指肠、盲肠（阑尾）、回盲瓣反射区各2分钟（见图③）。
4. 用食指指关节或按摩工具压刮小肠反射区2分钟（见图④）。
5. 以梳子背压推升结肠、横结肠、降结肠、肛门反射区各2分钟（见图⑤）。
6. 拇指压推颈椎、胸椎、腰椎、骶骨反射区各2分钟（见图⑥）。

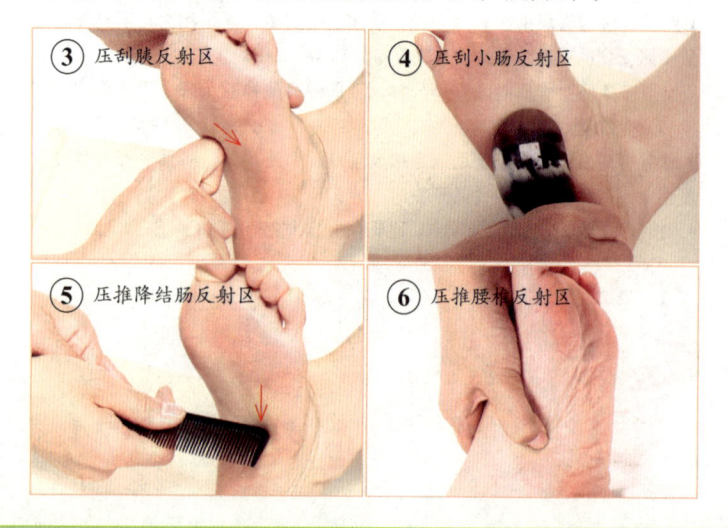

③ 压刮腰反射区

④ 压刮小肠反射区

⑤ 压推降结肠反射区

⑥ 压推腰椎反射区

颈椎病

颈椎病是指主要由颈椎长期劳损、骨质增生，或椎间盘脱出、韧带增厚，致使颈椎脊髓、神经根或椎动脉受压，出现一系列功能障碍的临床综合征。其主要表现为颈项僵硬、活动受限、颈肩臂放射痛，并伴有手指麻木、肢体沉重、感觉迟钝等症状。

手部按摩

【特效穴位】

合谷、外关、养老、后溪、列缺、外劳宫、颈肩、头、四肢等穴位，以及颈椎、颈项、颈肩、头颈淋巴系统、大脑、肾、斜方肌、胸椎等反射区。

【按摩手法】

1.点按合谷、外关、养老、后溪、列缺、外劳宫等穴位，每穴点按1～3分钟，以局部有胀热痛感为宜（见图①）。
2.在颈中、后头点、脊柱点，各按揉3～5分钟，以局部有酸痛感为宜。
3.点按或推按颈椎、颈项、大脑、肾、斜方肌、头颈淋巴系统、胸椎反射区，各反射区点按或推揉20～40次，以局部有胀热痛感为宜。
4.按揉颈肩穴、头穴、四肢穴各3～5分钟，以局部有胀痛感为宜（见图②）。

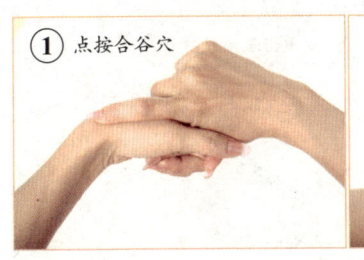

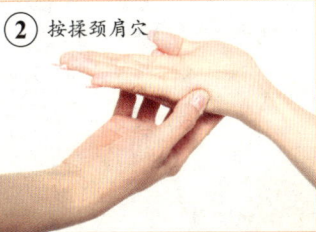

① 点按合谷穴

② 按揉颈肩穴

足部按摩

【特效穴位】

腹腔神经丛、肾、输尿管、膀胱、尿道、颈椎、胸椎、腰椎、颈项、大脑、斜方肌、膝、眼、耳、肺、三叉神经等反射区。

【按摩手法】

1. 食指压刮或拇指压推三叉神经、腹腔神经丛、肾、输尿管、膀胱、尿道反射区，反复操作3～5次（见图③）。
2. 点按颈椎、颈项、大脑、斜方肌等反射区各5～10次，按摩力度以局部胀痛为宜（见图④）。
3. 食指压推或以双指钳法按摩肩、肘、膝关节、髋关节反射区10～20次（见图⑤）。
4. 用铅笔向足跟方向推按颈椎、胸椎、腰椎、骶椎、尾骨反射区，反复操作5～10次（见图⑥）。

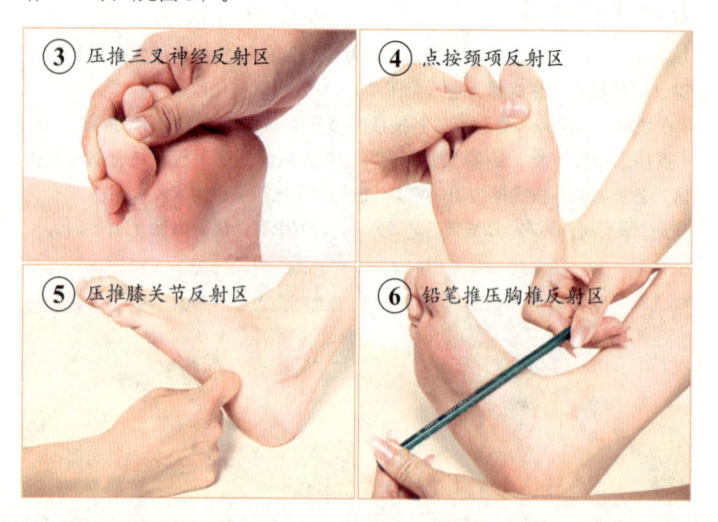

③ 压推三叉神经反射区

④ 点按颈项反射区

⑤ 压推膝关节反射区

⑥ 铅笔推压胸椎反射区

胸闷

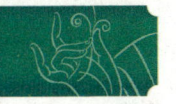

胸闷是一种主观感觉，即呼吸费力或气不够用。它可能是身体器官的功能性表现，也可能是人体发生疾病的最早症状之一，如心脏病。其症状有轻有重，轻者可能若无其事，重者则觉得难受，甚至发生呼吸困难。

手部按摩

【特效穴位】

中冲、神门、内关、心肺、脾胃、肾、心点、胸点等穴位。

【按摩手法】

1. 用指端掐中冲穴，或用圆珠笔笔端或牙签粗端刺激此穴10~20次，力度以局部有刺痛感为宜，不宜刺破皮肤（见图①）。
2. 拇指指端点按神门、内关穴10~20次，也可用牙签点按此穴。按摩的力度依患者的耐受力而定，每日可以按摩2~3次（见图②）。
3. 点揉心点、胸点、胸骨等各1~2分钟。
4. 点按心肺穴、脾胃穴、肾穴各2~3分钟。

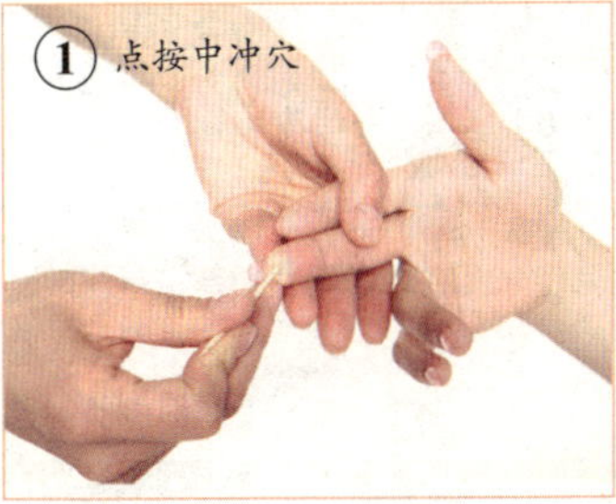

① 点按中冲穴

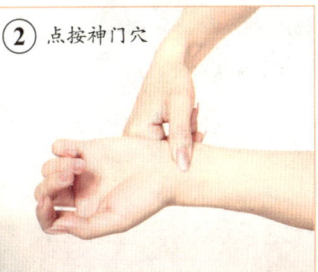

② 点按神门穴

足部按摩

【特效穴位】

肾上腺、腹腔神经丛、肾、输尿管、膀胱、尿道、肝、脑、垂体、心、上下身淋巴、内耳迷路、胃、脾等反射区。

【按摩手法】

1. 食指指关节压刮肾上腺、腹腔神经丛、肾、输尿管、膀胱、尿道反射区，反复3～5次（见图③）。
2. 拇指按揉肾上腺、肝、脑、垂体、肾、心反射区，各20次，按揉心反射区时手法应轻柔，速度应缓慢（见图④⑤）。
3. 用食指指关节或按摩器点按上身淋巴、下身淋巴、内耳迷路等反射区各10次，至局部有热胀感为宜（见图⑥）。
4. 食指指关节轻刮胃、肝、脾、肾上腺、肾反射区各20次。
5. 双手手掌搓摩足背、足掌，放松足部，缓慢结束。

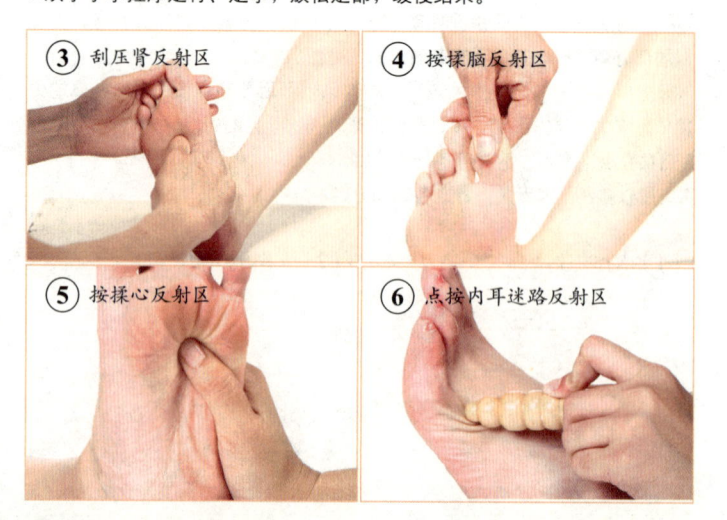

③ 刮压肾反射区

④ 按揉脑反射区

⑤ 按揉心反射区

⑥ 点按内耳迷路反射区

感冒

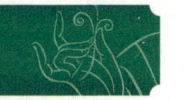

感冒是由多种病毒引起的一种呼吸道常见病。本病通过含有病毒的飞沫或被污染的用具传播,冬春为多发季节。患者一般全身酸痛、乏力、头痛、眼痛、头昏欲睡、咽干咽痛、咳嗽、鼻塞、流鼻涕、打喷嚏、恶寒发热等。

手部按摩

【特效穴位】

合谷、外关、列缺、商阳、鱼际、头、心肺、肺点、咽喉点、扁桃体点等穴位及肾、输尿管、膀胱和肺等反射区。

【按摩手法】

1.用拇指指端或牙签点按合谷、外关、列缺、商阳、鱼际各穴位,每穴按摩约1~2分钟,以局部有轻痛感为宜;咽喉肿痛较严重者,可在商阳穴,用无菌针刺破皮肤放出数滴血液,疼痛症状可明显缓解(见图①)。

2.揉掐肺点、咽喉点、扁桃体点,每点2~3分钟,以患者的承受力为度,至局部有热胀感最佳(见图②)。

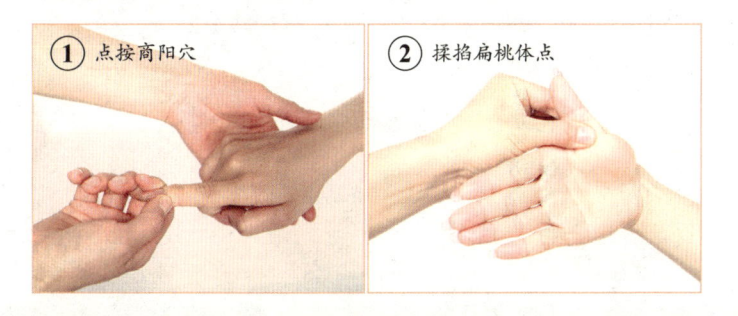

① 点按商阳穴

② 揉掐扁桃体点

3.推按肾、输尿管、膀胱和肺反射区各50次,以患者感觉身体微热最佳。
4.按揉头穴、心肺穴、颈肩穴,每个穴位约3~5分钟,缓慢放松。
5.每日可按摩两次,按摩后补充适量温开水。

足部按摩

【 特效穴位 】

肾上腺、腹腔神经丛、肾、输尿管、膀胱、尿道、支气管、肺、鼻、气管、咽喉、扁桃腺、胸部淋巴、甲状腺等反射区。

【 按摩手法 】

1.食指指关节压刮肾上腺、腹腔神经丛、肾、输尿管、膀胱、尿道反射区,反复3~5次。
2.以单食指扣拳法推压支气管、肺、鼻反射区,各30次。
3.刮压气管、咽喉、扁桃体反射区,各20次(见图③)。
4.双拇指捏指法按揉胸部淋巴、上身淋巴、下身淋巴反射区,各20次。
5.单食指扣拳法推压甲状腺、脑、垂体反射区,各10次,逐渐用力,以局部有热麻胀感为宜。
6.烟灸肺反射区8~10次,可增加患者精力(见图④)。
7.再次按摩肾、输尿管、膀胱反射区,反复3~5次,以促进代谢,排出体内废物。

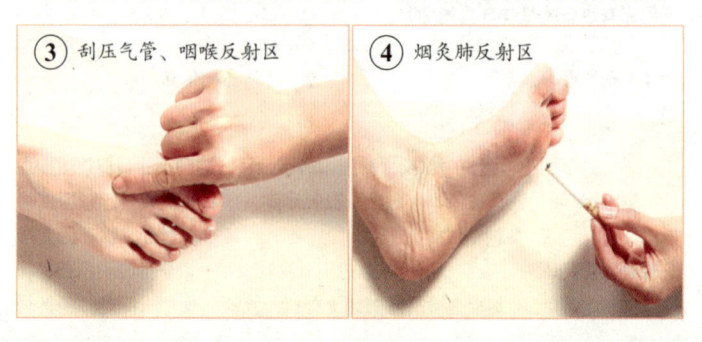

③ 刮压气管、咽喉反射区

④ 烟灸肺反射区

神经性头痛

神经性头痛多是由精神紧张、生气引起的头部疾病,激动、生气、失眠、焦虑或忧郁等因素常使头痛加剧。其主要症状为持续性的头部闷痛、压迫感、沉重感。

手部按摩

【 特效穴位 】

合谷、神门、大陵、内关、头穴、顶点、心点、颈中、肾点等穴位,及垂体等反射区。

【 按摩手法 】

1. 点按合谷、神门、大陵、内关各穴位,以中等力度点按,每穴点按2~3分钟,以局部有轻痛感为宜。
2. 用衣夹夹顶点、心点、颈中、肾点反射区,各2~3分钟,力度适中即可(见图①)。
3. 点按头穴、肝胆穴、心肺穴、肾穴、脾胃穴,力度以被按摩者的承受力为准,至局部有轻胀痛感为宜,缓慢放松(见图②)。

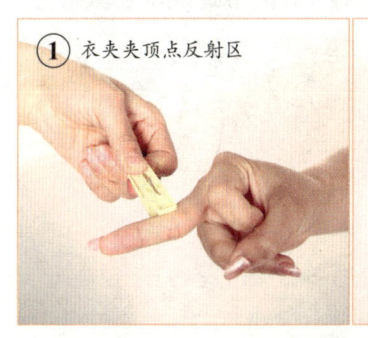

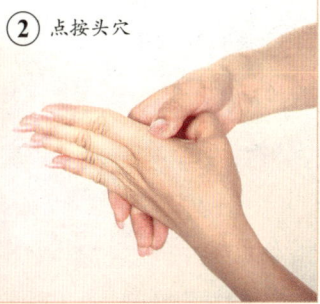

① 衣夹夹顶点反射区

② 点按头穴

4.按揉或推按肾、膀胱、输尿管、腹腔神经丛、心、肝、肺、垂体、脾反射区各20～30次，至局部有热胀感为宜。

足部按摩

【特效穴位】

脑、额窦、腹腔神经丛、垂体、肾、心、颈项、颈椎、肩胛骨、斜方肌、眼、内耳迷路、生殖腺、上下身淋巴系统等反射区。

【按摩手法】

1.单食指扣拳法推压脑、额窦、腹腔神经丛反射区各10次，至局部有酸胀感最佳（见图③）。

2.食指指关节按揉垂体、肾、心反射区各20次，以被按摩者能耐受为度。

3.扣指法推压颈项、颈椎、肩胛骨、斜方肌、眼反射区，各10次，推压速度以每分钟20～40次为宜。

4.单食指刮压生殖腺、内耳迷路反射区各10次，至局部有热胀感为宜（见图④）。

5.食指指关节压刮胃、肝、脾、肾上腺、肾反射区各20次。

6.按揉上、下身淋巴系统反射区10次，此反射区比较敏感，以轻手法为主。

7.按摩肾上腺、腹腔神经丛、肾、输尿管、膀胱、尿道反射区各2分钟。

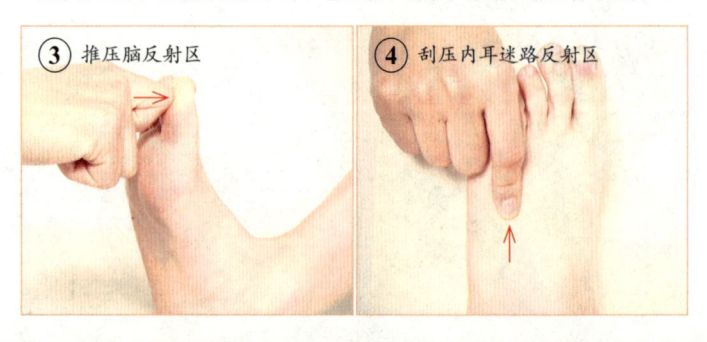

③ 推压脑反射区

④ 刮压内耳迷路反射区

偏瘫

偏瘫又叫半身不遂，是指一侧上下肢、面肌和舌肌下部的运动障碍，它是急性脑血管病的一个常见症状。轻度偏瘫患者尚能活动，但走起路来，往往上肢屈曲，下肢伸直，单侧肢体活动不利，严重者常卧床不起，丧失生活能力。

手部按摩

【特效穴位】

外关、合谷、后溪、劳宫、阳池、偏伏点、肝点等穴位及肾、垂体、输尿管、膀胱、大脑等反射区。

【按摩手法】

1.用力点按或揉掐外关、合谷、后溪、劳宫、阳池各穴位，每穴约1～3分钟。点压肝点、肾点、偏头点、颈中、脊柱点、坐骨神经点、偏扶点、再创、后合谷等穴位，每穴点压6～10次（见图①②）。

2.推按或点按肾、输尿管、膀胱、大脑、垂体、平衡器官、脾胃各区、肩关节、肘关节、髋关节、膝关节、脊柱各穴，每穴推按50～100次。

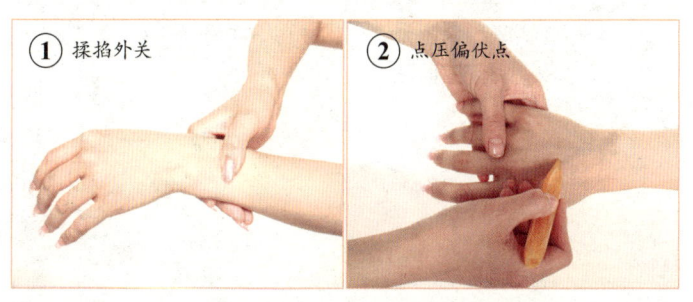

① 揉掐外关

② 点压偏伏点

3.点按头穴、颈肩穴、上肢穴、腿穴、足穴、肝胆穴、腰腹穴、肾穴,每穴用力点揉1~3分钟,至局部有微痛感最佳。

4.以上各组选穴,要依据被按摩者偏瘫的部位有选择性地按摩,每日选1~3组即可,先按健侧后按患侧,根据被按摩者的实际情况,每日按摩1~3次。

足部按摩

特效穴位

肾、肾上腺、输尿管、膀胱、肺、大脑、垂体、脾、胃、上下身淋巴系统、小脑、脑干、内耳迷路、颈椎、腰椎等反射区。

按摩手法

1.依次点按肾、肾上腺、输尿管、膀胱反射区各10次。

2.推按肺反射区20次左右,推按速度以每分钟30~50次为宜。

3.点按大脑、垂体、脾、胃、上下身淋巴系统反射区5~10次,以局部有胀痛感为宜。

4.食指关节点按小脑、脑干反射区50次(见图③)。

5.艾灸内耳迷路反射区50次(见图④)。

6.依次点按肩、肘、膝、髋反射区各10~20次,以局部有酸痛感为宜。

7.推按颈椎、胸椎、腰椎、骶椎、尾骨反射区,反复操作20次。

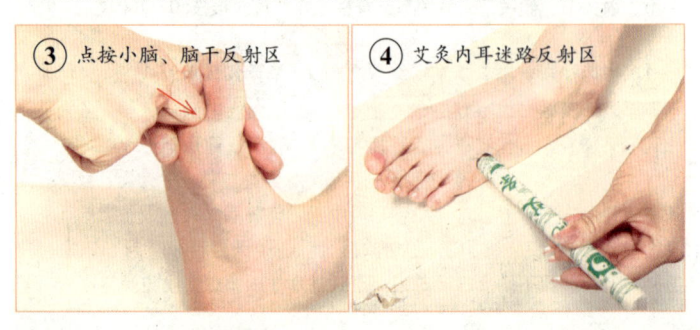

③ 点按小脑、脑干反射区

④ 艾灸内耳迷路反射区

面瘫

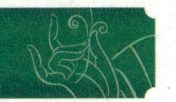

面瘫即面神经麻痹，俗称口眼歪斜，是一种常见疾病，以周围性面瘫较为常见。本病起病急，无明显诱因，表现出不能皱眉、鼓腮漏气、眼睑不能闭合、额纹消失等症状。

手部按摩

【特效穴位】

合谷、内关、外关、列缺、神门、偏头点、再创、后合谷等穴位，以及肾、输尿管、膀胱、肺、大脑、颈项、上下颌、耳、鼻、眼、头颈部淋巴等反射区。

【按摩手法】

1. 用牙签束点按合谷、内关、外关、列缺、神门各穴1～2分钟。
2. 掐揉偏头点、再创、后合谷各1～2分钟（见图①）。
3. 捏揉肾、输尿管、膀胱、肺、大脑、颈项、上下颌、耳、鼻、眼、头颈部淋巴反射区，每次选择3～5个穴位进行按摩，每穴按摩1分钟（见图②）。
4. 点按脾胃、头反射区，每处点按2分钟，以局部有热胀感为宜。

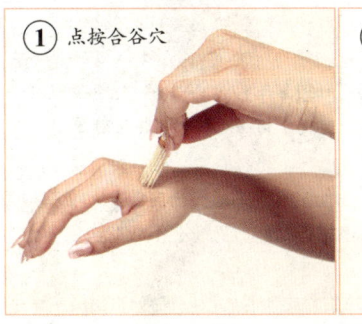

① 点按合谷穴

② 捏揉上颌、下颌反射区

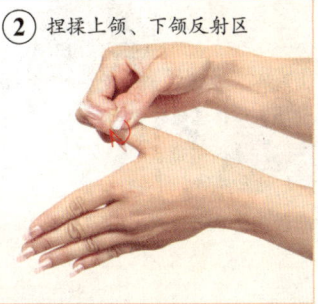

足部按摩

【特效穴位】

肾、输尿管、膀胱、垂体、肾上腺、甲状腺、上下身淋巴系统、脾、小脑及脑干、大脑、三叉神经、上下颌、眼、肝、鼻等反射区。

【按摩手法】

1. 用拇指压推法刺激肾、输尿管、膀胱反射区各5次。
2. 食指指关节点按脑垂体、肾上腺、甲状腺、上下身淋巴反射区、脾、前列腺或子宫、生殖腺、尿道反射区各5～10次（见图③）。
3. 食指指关节点按大脑、小脑及脑干、额窦、三叉神经、耳、颈椎反射区各10次，以有酸痛麻胀感为宜。
4. 拇指压推眼、肝、鼻、上颌、下颌反射区各30次，以局部产生热胀感、微痛为佳（见图④⑤）。
5. 按摩肾上腺、甲状腺、腹腔神经丛、肾、输尿管、膀胱、尿道反射区，反复3～5次（见图⑥）。

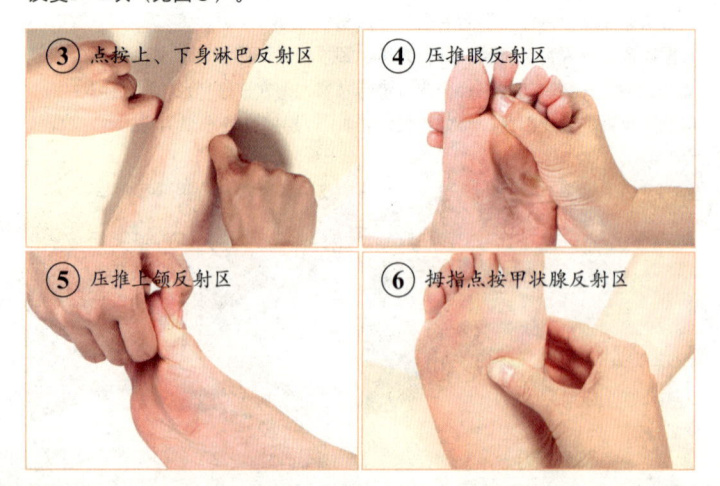

③ 点按上、下身淋巴反射区

④ 压推眼反射区

⑤ 压推上颌反射区

⑥ 拇指点按甲状腺反射区

神经衰弱

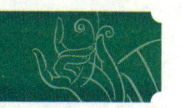

神经衰弱是指由于某些长期存在的精神因素引起脑功能活动过度紧张，从而产生精神活动能力减弱的症状。其主要临床特点是易于兴奋，同时又易于疲劳。

手部按摩

【 特效穴位 】

神门、大陵、内关、合谷、劳宫、心点、头顶点、颈中等穴位，以及头、心肺、脾胃、肝胆、肾、大肠、小肠、腹腔神经丛等反射区。

【 按摩手法 】

1. 按揉神门、大陵、内关、合谷、劳宫各穴2～3分钟。
2. 用衣夹夹心点、头顶点、肾点、颈中各2～3分钟（见图①）。
3. 按揉或推按肾、腹腔神经丛、心、脾、胃、肝、大肠、小肠反射区各20～30次，推按速度为每分钟20～40次（见图②）。
4. 点按头、心肺、脾胃、肝胆、肾反射区各2～3分钟。

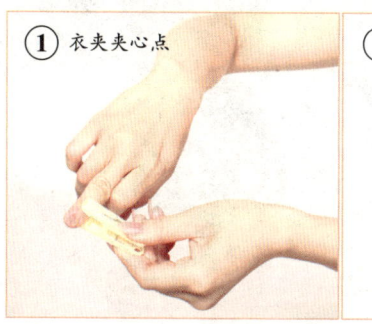

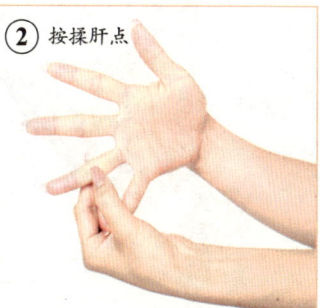

① 衣夹夹心点

② 按揉肝点

足部按摩

【特效穴位】

甲状腺、额窦、腹腔神经丛、胃、脑、垂体、心、肾、上下身淋巴系统、小脑及脑干、颈椎、颈项、脾、尿道等反射区。

【按摩手法】

1. 单食指扣拳法推压甲状腺、额窦、腹腔神经丛、胃反射区各10次。
2. 用衣夹夹脑、心反射区各20次，以患者可耐受为力度（见图③）。
3. 扣指法推压小脑及脑干、垂体、颈椎、眼、耳、颈项反射区各10次，推压速度以每分钟20～40次为宜（见图④⑤）。
4. 单食指刮压生殖腺、子宫或前列腺、内耳迷路反射区各10次。
5. 食指关节刮压胃、肝、脾、肾上腺、肾反射区各20次。
6. 按揉肾、上下身淋巴系统反射区10次，以轻手法为主（见图⑥）。
7. 按摩肾上腺、腹腔神经丛、肾、输尿管、膀胱、尿道反射区各2分钟。

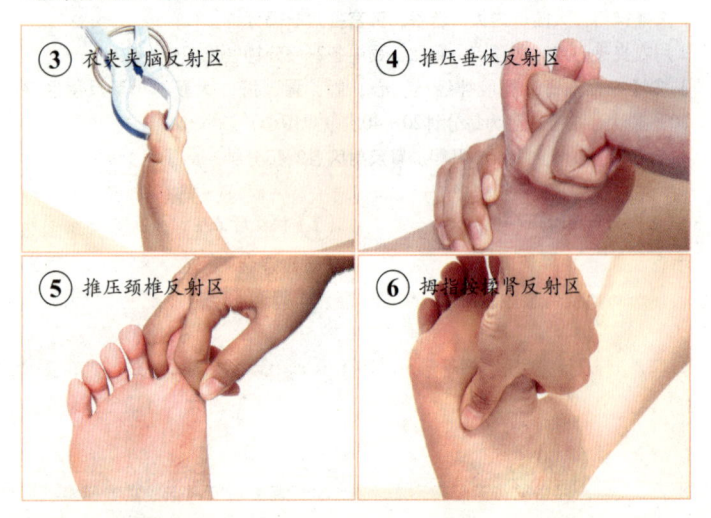

③ 衣夹夹脑反射区

④ 推压垂体反射区

⑤ 推压颈椎反射区

⑥ 拇指按揉肾反射区

眩晕

眩晕是一种针对自身或外界物体的运动性幻觉,是对自身平衡和空间位象的自我感知错误,常伴有耳聋、耳鸣、恶心、呕吐、面色苍白、眼球震颤等。

手部按摩

【特效穴位】

合谷、内关、神门、关冲、阳谷、脾点、肝点、心点等穴位,垂体、小脑、脑干、内耳迷路、胃、颈项、耳、眼、肾、肾上腺等反射区。

【按摩手法】

1. 揉掐合谷、内关、神门、关冲、阳谷,每穴揉掐1~3分钟(见图①)。
2. 掐揉脾点、肾点、肝点、心点等穴位,每穴按揉约1~3分钟。
3. 按揉头、脾胃、肾、肝胆反射区,每穴按揉3~5分钟。
4. 点揉或推按垂体、小脑、脑干、内耳迷路、胃、颈项、耳、眼、肾、肾上腺反射区,各1分钟(见图②)。

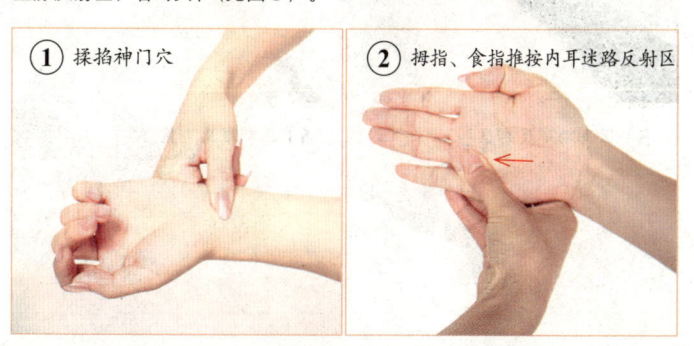

① 揉掐神门穴

② 拇指、食指推按内耳迷路反射区

足部按摩

【特效穴位】

腹腔神经丛、肾上腺、肾脏、输尿管、膀胱、小脑及脑干、垂体、额窦、眼、耳、心脏、颈椎、腰椎、胃、脾、胰、肝等反射区。

【按摩手法】

1. 拇指推按腹腔神经丛、肾上腺、肾脏、输尿管、膀胱反射区2分钟。用电吹风吹腹腔神经丛也可以起到相同的作用（见图③）。
2. 点按胃、脾、胰、肝、胆反射区各1～2分钟。
3. 圆珠笔点按小脑及脑干、垂体反射区各5分钟（见图④）。
4. 食指指关节压刮额窦、眼、耳、心脏反射区各1分钟（见图⑤⑥）。
5. 拇指压推颈椎、胸椎、腰椎反射区，反复3～5次。
6. 拇指压推内耳迷路反射区5分钟。
7. 推摩足背及足底部，放松足部，缓慢结束。

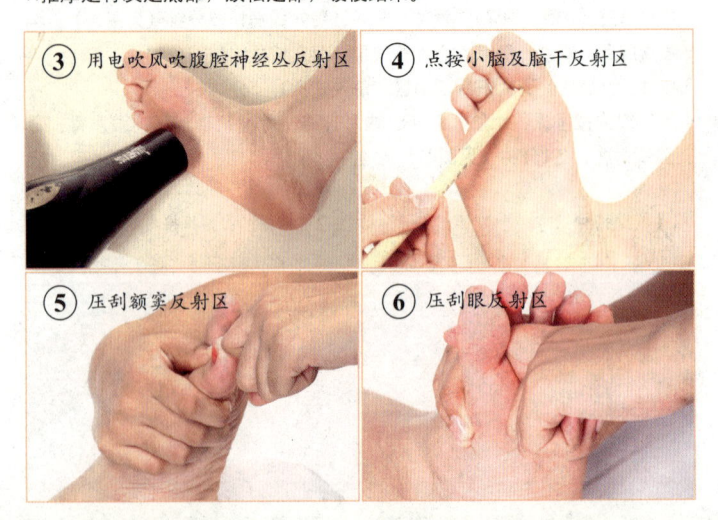

③ 用电吹风吹腹腔神经丛反射区

④ 点按小脑及脑干反射区

⑤ 压刮额窦反射区

⑥ 压刮眼反射区

失眠

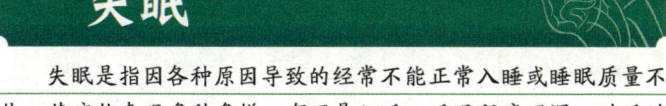

失眠是指因各种原因导致的经常不能正常入睡或睡眠质量不佳。其症状表现多种多样，有不易入睡、睡眠程度不深、时睡时醒、整夜不能成寐等。

手部按摩

【 特效穴位 】

合谷、神门、大陵、内关、劳宫、心点、肾点、头顶点、颈中等穴位及头、心肺、脾胃、肝胆、肾、垂体、肝、胃等反射区。

【 按摩手法 】

1. 以中等力度点按或按揉合谷、神门、大陵、内关、劳宫各穴，每穴按摩2～3分钟（见图①）。
2. 揉掐心点、肾点、头顶点、颈中，每处约1～2分钟，力度适中即可（见图②）。
3. 按揉或推按肾、膀胱、输尿管、肺、垂体、腹腔神经丛、心、胃、肝、脾、大肠、小肠反射区20～30次，至局部有热胀感为宜。
4. 点按头、心肺、脾胃、肝胆、肾反射区，力度以被按摩者的承受力为准，至局部有轻胀痛感为宜，缓慢放松。

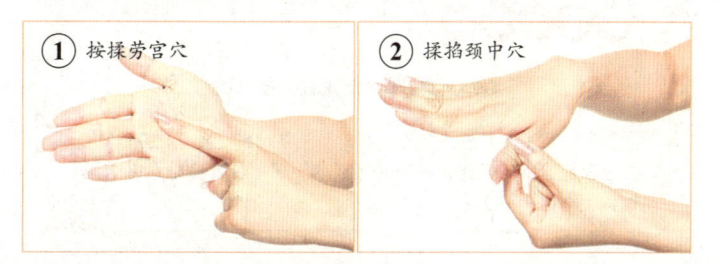

① 按揉劳宫穴

② 揉掐颈中穴

足部按摩

【特效穴位】

额窦、心、肝、胃、肾、脾、大脑、腹腔神经丛、甲状腺、小脑、三叉神经等反射区。

【按摩手法】

1. 按摩前,先以热水泡脚15~20分钟。
2. 用艾灸或单食指压刮法以中等力度压刮额窦、心、肝、胃、肾、脾反射区各30次,以局部有胀痛感为宜。其中胃反射区可用双食指压刮法,也可艾灸或以食指指关节压刮(见图③④)。
3. 单食指扣拳法推压大脑、腹腔神经丛、甲状腺各20次,至局部有轻痛感。
4. 扣指法推压小脑、三叉神经反射区各20次,至局部产生酸胀感最佳。

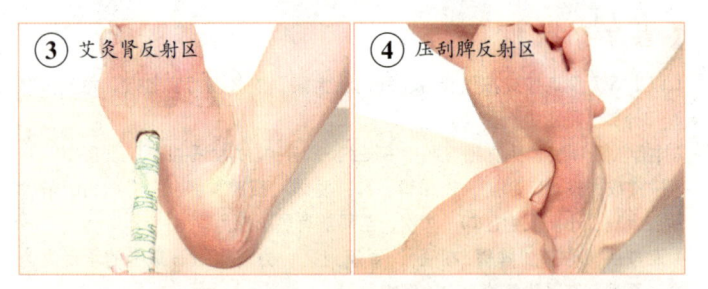

③ 艾灸肾反射区

④ 压刮脾反射区

国医小课堂

治疗失眠的注意事项

◎治疗时间宜在下午、傍晚或睡前,必要时配合心理治疗。

◎生活起居应有规律,临睡前不吸烟、不喝茶及咖啡,睡前用热水泡脚20~40分钟。

肥胖症

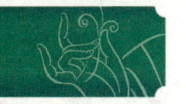

肥胖症是因过量的脂肪储存，使体重超过正常标准20%以上的营养过剩性疾病。其主要表现为体重超常和脂肪堆积，可引发高血脂、高血压、冠心病、脑血栓、糖尿病等疾病。

手部按摩

【特效穴位】

合谷、太渊、内关、外关、神门、阳池、肺点、脾点、肾点、三焦点、肝点、大肠点、小肠点等穴位，心肺、脾胃、肝胆、肾等反射区。

【按摩手法】

1.按揉弹拨合谷、太渊、内关、外关、神门、阳池各穴，每穴2～3分钟，以局部有轻痛感为宜（见图①）。

2.按揉或揉掐肺点、脾点、肾点、三焦点、肝点、大肠点、小肠点，以局部有热胀感为宜，每点约2～3分钟（见图②）。

3.选择性点按或推按肾、输尿管、膀胱、肺、垂体、脾、胃、十二指肠、小肠、上下身淋巴系统等反射区，点按或推按2～3分钟。

4.按揉心肺、脾胃、肝胆、肾反射区各2～3分钟，缓慢放松。

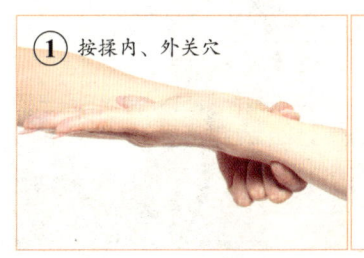

① 按揉内、外关穴

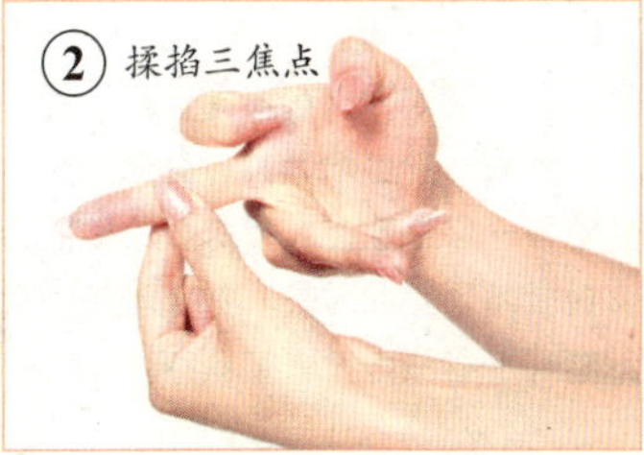

② 揉掐三焦点

足部按摩

【特效穴位】

脑垂体、肾上腺、心、肝、胆、脾、肾、膀胱、尿道、胃、大小肠、输尿管、直肠、甲状腺、腹腔神经丛等反射区。

【按摩手法】

1. 以握足扣指法按揉脑垂体反射区30～50次,以局部有酸胀感为宜。
2. 中等力度单食指扣拳法按揉肾上腺、心、肝、胆、脾、肾、膀胱反射区各20～30次。这些反射区也可用按摩棒点按(见图③④)。
3. 扣拳法推压甲状腺、胃、腹腔神经丛、大肠、小肠、输尿管、直肠等反射区各10～20次,推压的速度一般以每分钟30～60次为宜(见图⑤)。
4. 按摩肾上腺、腹腔神经丛、肾、输尿管、膀胱、尿道反射区各2分钟(见图⑥)。

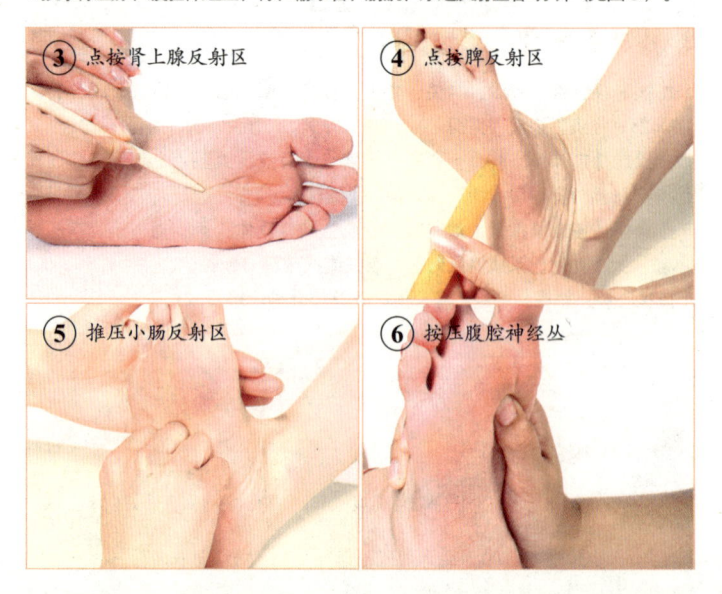

③ 点按肾上腺反射区

④ 点按脾反射区

⑤ 推压小肠反射区

⑥ 按压腹腔神经丛

更年期综合征

更年期综合征为妇科常见病,指更年期女性(年龄一般在45~52岁)因卵巢功能衰退直至消失,引起内分泌失调和植物神经紊乱的病症。

手部按摩

【特效穴位】

合谷、神门、劳宫、外关、内关、肝点、心点、肾点、脾、心肺、肝胆、生殖腺、肾等穴位及卵巢、肾上腺、子宫等反射区。

【按摩手法】

1. 点按合谷、神门、劳宫、外关、内关每穴各1~2分钟。
2. 点揉或揉掐肝点、心点、肾点、脾每穴各1~2分钟。
3. 点按或推按肾上腺、肾、卵巢、子宫、腹腔神经丛、心、肝、脾反射区50~100次,以局部有热感为宜(见图①)。
4. 按揉心肺穴、肝胆穴、生殖腺穴、肾穴,以局部透热为宜(见图②)。

① 点按卵巢反射区

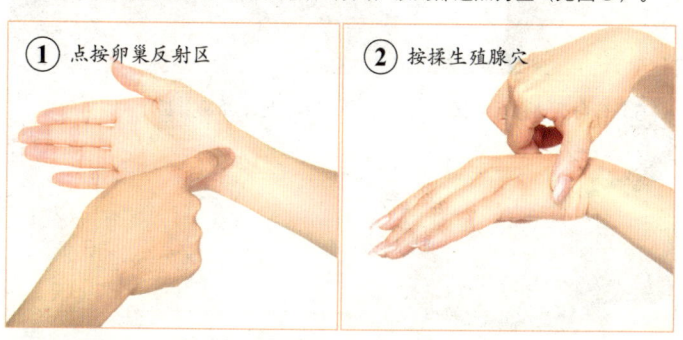

② 按揉生殖腺穴

足部按摩

【 特效穴位 】

肾、肾上腺、甲状腺、脑、垂体、腹腔神经丛、生殖腺、膀胱、尿道、心、肝、脾等反射区。

【 按摩手法 】

1. 拇指按揉肾反射区30次，以局部有胀痛感为宜。
2. 推压肾上腺反射区30次，以局部有胀痛感为宜。
3. 单食指扣拳法扣压甲状腺、脑、垂体、腹腔神经丛反射区各30次（见图③）。
4. 单食指扣拳法扣压或按压心、肝、脾、肾等反射区，各30次（见图④）。
5. 单食指压刮生殖腺反射区50次（见图⑤）。
6. 食指指关节压刮或艾灸肾上腺、腹腔神经丛、肾、膀胱、尿道反射区反复3～5次（见图⑥）。

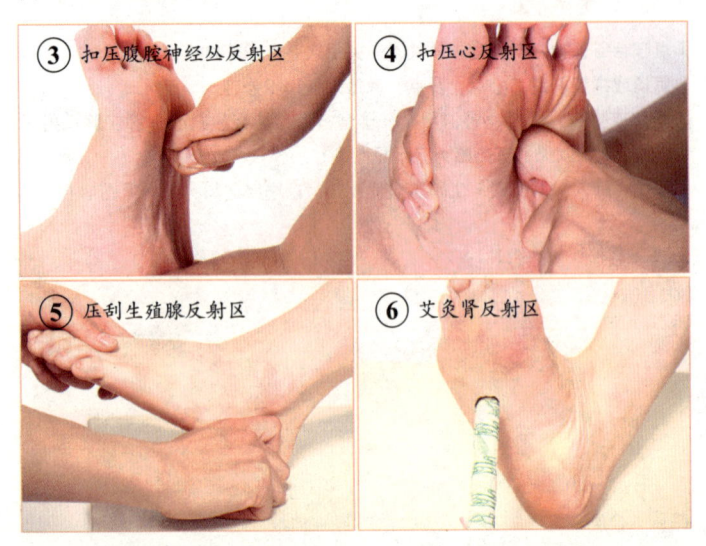

③ 扣压腹腔神经丛反射区

④ 扣压心反射区

⑤ 压刮生殖腺反射区

⑥ 艾灸肾反射区

肩周炎

肩周炎是肩关节周围发炎的简称，其多发于50岁左右，又有"五十肩"之称，也称"漏肩风"。肩周炎是以肩部酸痛和运动功能障碍为主要特征的常见病。

手部按摩

【 特效穴位 】

合谷、后溪、外关、养老、中渚、颈肩等穴，肩关节、颈肩区、肘关节、斜方肌、肾、颈项、上身淋巴系统等反射区。

【 按摩手法 】

1. 用中等力度点按合谷、后溪、外关、养老、中渚各穴，每穴约1~2分钟，以局部有酸麻感为宜（见图①）。
2. 以拇指、中指、食指指腹着力揉掐后头点、肩点、颈中、再创等部位。
3. 点按或推按肩关节、颈肩区、肘关节、斜方肌、肾、颈项、胸椎、上身淋巴系统等反射区，每区按摩约1~2分钟，至局部有热胀感为佳。
4. 揉掐颈肩穴、上肢反射区约2~3分钟（见图②）。

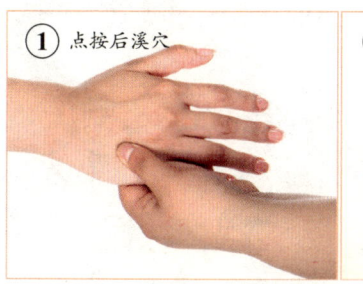

① 点按后溪穴

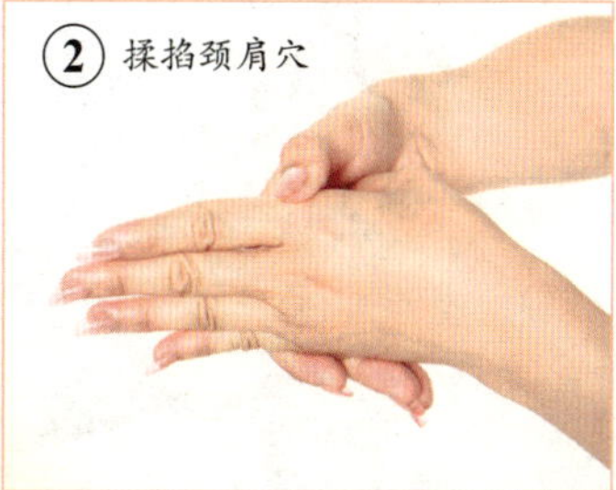

② 揉掐颈肩穴

足部按摩

特效穴位

肩关节、肘关节、颈椎、颈项、斜方肌、肾上腺、脑干、上身淋巴腺、下身淋巴腺等反射区。

按摩手法

1. 单食指拳法推压肩关节、肘关节反射区各50次（见图③）。
2. 扣指法推压颈项、颈椎反射区各50次（见图④）。
3. 单食指扣拳法按揉斜方肌、脑干反射区各30次（见图⑤）。
4. 双手捏指法按揉上、下身淋巴腺反射区各50次（见图⑥）。

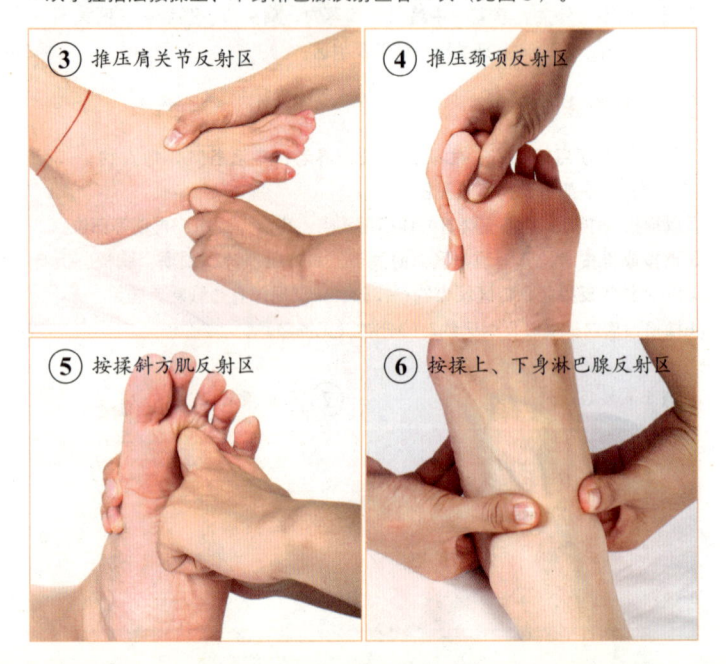

③ 推压肩关节反射区

④ 推压颈项反射区

⑤ 按揉斜方肌反射区

⑥ 按揉上、下身淋巴腺反射区

腰肌劳损

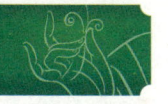

腰肌劳损为临床常见病，表现为腰部酸痛或胀痛，部分为刺痛或灼痛。患者腰部外形及活动多无异常，也无明显腰肌痉挛，少数患者腰部活动受限。

手部按摩

【特效穴位】

养老、合谷、后溪、腰肌点、脊柱点、坐骨神经点等穴位，肾、输尿管、膀胱、髋关节、下身淋巴结、腰椎、腰腹、脐周、生殖腺等反射区。

【按摩手法】

1. 按揉养老、合谷、后溪各穴位及腰痛点，各2～3分钟，至局部有酸胀感为佳。
2. 用圆珠笔点按腰肌点、脊柱点、坐骨神经点，各2～3分钟，逐渐用力，用力要柔和、均匀，渗透力强（见图①）。
3. 点按或推按肾、输尿管、膀胱、髋关节、下身淋巴结、腰椎反射区各1分钟（见图②）。
4. 按揉腰腹、腿、肾、脐周、生殖腺反射区，以被按摩者感觉舒适为度，缓慢放松，至局部有热胀感最佳。

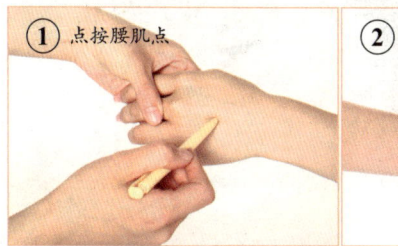

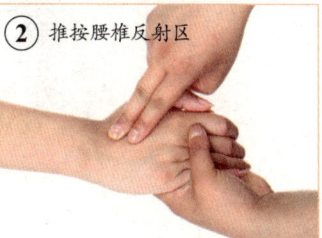

① 点按腰肌点

② 推按腰椎反射区

足部按摩

【特效穴位】

解溪穴及腰椎、骶椎、肾上腺、肾、膀胱、内外肋骨、上下身淋巴、腹腔神经丛等反射区。

【按摩手法】

1. 捏指法推压腰椎、骶椎反射区各50次（见图③）。
2. 单食指扣拳法按揉肾上腺、肾、膀胱反射区各30次（见图④）。
3. 捏指法按揉解溪、内外肋骨、上下身淋巴反射区各30次（见图⑤⑥）。
4. 双指扣拳法或单食指扣拳法推压腹腔神经丛反射区30次。

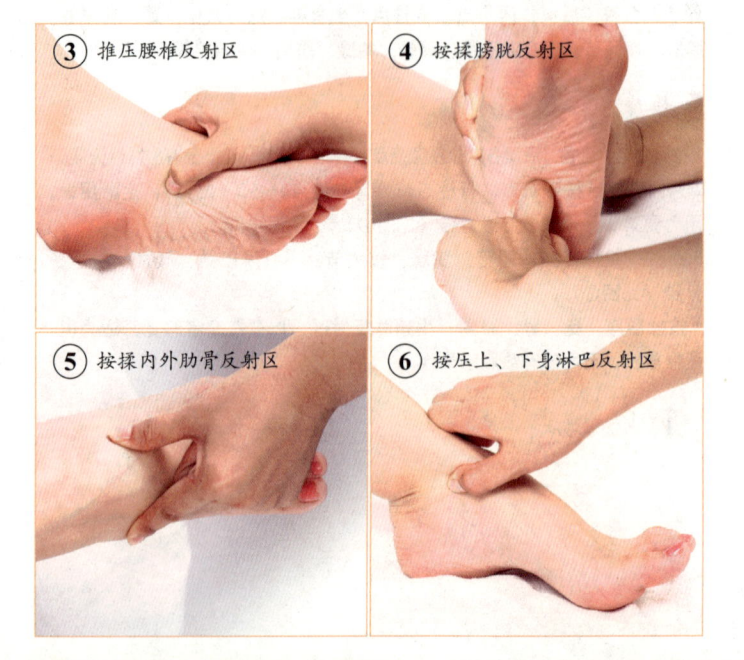

③ 推压腰椎反射区

④ 按揉膀胱反射区

⑤ 按揉内外肋骨反射区

⑥ 按压上、下身淋巴反射区

支气管炎

支气管炎是由于感染或非感染因素引起的气管、支气管黏膜发炎性变化,使黏液分泌增多。临床上以长期咳嗽、吐痰或伴有喘息为主要特征。

手部按摩

【特效穴位】

太渊、列缺、鱼际、中泉、少商、商阳、喘点、肺点等穴位。

【按摩手法】

1. 点按太渊、列缺、鱼际、中泉等穴位1分钟(见图①②)。
2. 掐少商、商阳两穴1分钟(见图③)。
3. 揉掐喘点、肺点1分钟(见图④)。

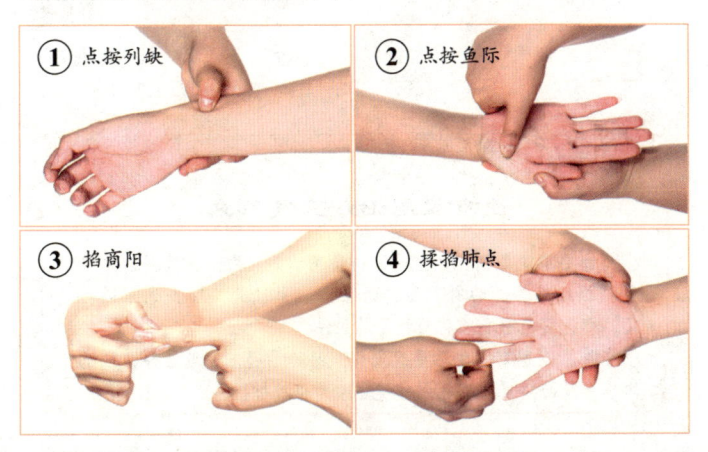

① 点按列缺

② 点按鱼际

③ 掐商阳

④ 揉掐肺点

足部按摩

【特效穴位】

肺、支气管、气管、咽喉、副甲状腺、胸部淋巴、心、脾等反射区。

【按摩手法】

1. 拇指指腹用力推压肺、支气管反射区各50次（见图⑤）。
2. 捏指法按揉气管、咽喉反射区各50次。
3. 叩指法按揉副甲状腺30次。
4. 单食指刮压法刮压胸部淋巴反射区30次（见图⑥）。
5. 单食指扣拳法按揉心、脾反射区各30次。

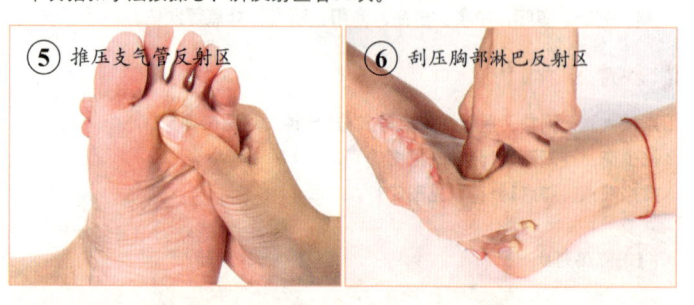

⑤ 推压支气管反射区

⑥ 刮压胸部淋巴反射区

国医小课堂

饮食起居治疗支气管炎

◎食物要清淡易消化，宜吃新鲜蔬菜，如大白菜、菠菜、胡萝卜、西红柿等。为补充各种维生素、无机盐，应多吃柑橘、梨、枇杷等具有止咳化痰作用的果品。

◎在临床缓解期，生活要有规律，早睡早起，劳逸结合，注意休息，预防感冒，避免到环境污染严重的场所。

手足凉

手足凉是由于手脚等部位血流不畅，末梢神经的排泄物不能充分排出而引起的。衣物不够保暖、压力过大、低血糖或低血压等情况都易产生手脚冰凉。

手部按摩

【 特效穴位 】

外关、合谷、后溪、劳宫、阳池等穴位，以及肾、输尿管、膀胱、大脑、垂体、脾胃、头、肾、上肢、腿、足等反射区。

【 按摩手法 】

1. 双手掌心相对，快速搓动，至手掌发热后，一手的拇指与食指两指依次捻揉另一手五指，左右交替进行，反复捻揉3～5次。
2. 用力点按或揉掐外关、合谷、后溪、劳宫、阳池等穴，各1～3分钟（见图①）。
3. 按揉肝点、肾点、脊柱点、坐骨神经点等处，每处按揉1～3分钟。
4. 推按或点按肾、输尿管、膀胱、大脑、垂体、脾、胃反射区，每个反射区推按50～100次。
5. 点按或用艾条灸头、肾、上肢、腿、足反射区，各1～3分钟（见图②）。

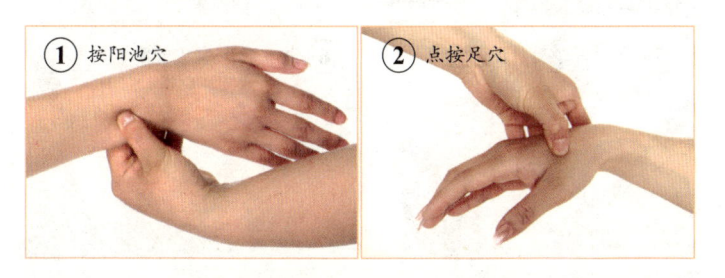

① 按阳池穴

② 点按足穴

足部按摩

【特效穴位】

腹腔神经丛、肾、肾上腺、输尿管、膀胱、肺、气管、甲状腺、大脑、垂体、脾、胃、胸部淋巴、上下身淋巴系统、心、肩、肘、膝等反射区。

【按摩手法】

1. 依次点按腹腔神经丛、肾、肾上腺、输尿管、膀胱反射区,每个反射区反复按摩10次(见图③)。
2. 推按肺、气管、甲状腺反射区各20次(见图④)。
3. 点按大脑、垂体、脾、胃、胸部淋巴、上下身淋巴系统反射区,每个反射区点按10~20次(见图⑤)。
4. 点按或用艾条、燃着的香烟灸肾、心、肩、肘、膝、肾上腺反射区各10~20次(见图⑥)。
5. 点按或压刮肾、肾上腺、输尿管、膀胱、尿道反射区,反复操作10次。

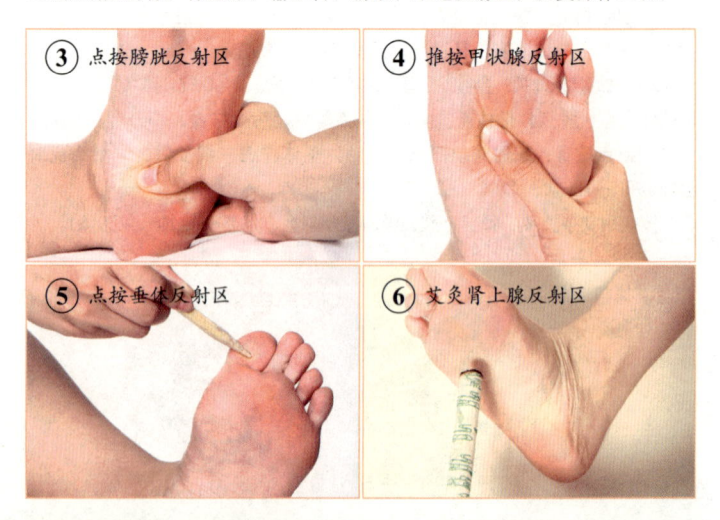

③ 点按膀胱反射区

④ 推按甲状腺反射区

⑤ 点按垂体反射区

⑥ 艾灸肾上腺反射区

慢性咽炎

慢性咽炎是常见的咽部疾病，大部分继发于上呼吸道感染性病变。患者常在晨起用力清除分泌物时有作呕不适感。

手部按摩

【特效穴位】

少商、商阳、合谷、熄喘、鱼际、外关、太渊、肺点、脾点、肾点、胸点等穴位，上身淋巴系统、胸腺淋巴结、肾上腺、胸腔呼吸器官等反射区。

【按摩手法】

1. 点按或揉掐少商、商阳、合谷、熄喘、鱼际、外关、太渊穴，各1分钟。
2. 揉掐肺点、脾点、肾点、胸点，共3~5分钟。
3. 点按或推按肺、脾、肾、肾上腺、胸腔呼吸器官反射区各2~3分钟。

足部按摩

【特效穴位】

咽喉、鼻、肺、支气管、脾、上下身淋巴、胸部淋巴反射区。

【按摩手法】

1. 单食指扣拳法推压肺、支气管反射区50次。
2. 叩指法叩压鼻、咽喉、气管反射区各50次（见右图）。
3. 双拇指叩指法点按扁桃体反射区50次。
4. 双拇指捏指法推压胸部淋巴反射区30次。

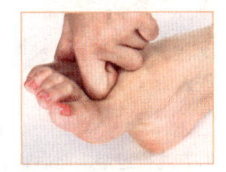

叩压咽喉反射区

哮喘

哮喘是因支气管痉挛、黏膜水肿、分泌物增多而引起支气管阻塞的过敏性疾病，多表现为阵发性气急、胸闷、呼吸困难、哮鸣、咳嗽和咯痰等。

手部按摩

【 特效穴位 】

列缺、三间、大鱼际、哮喘新穴、肺点等穴位及肾、垂体、肺、鼻、脾等反射区。

【 按摩手法 】

1. 点按列缺、太渊、合谷、三间、大鱼际各2~3分钟。
2. 掐揉哮喘新穴、肺点各2~4分钟（见右图）。
3. 点按肾、垂体、输尿管、膀胱、肺、鼻、大肠、脾反射区各20~30次。
4. 按揉心肺穴、肾穴各2分钟。

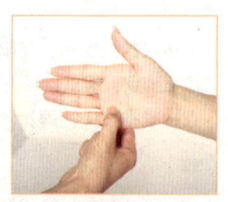

掐揉哮喘新穴

足部按摩

【 特效穴位 】

太溪穴及输尿管、膀胱、大肠、横膈膜等反射区。

【 按摩手法 】

1. 先进行足浴，而后重点推按横膈膜反射区3~5分钟。
2. 用牙签重力刺激或艾灸太溪穴。

牙痛

牙痛是口腔科牙齿疾病最常见的症状之一。其主要症状是牙齿或牙龈痛、面颊肿痛，遇冷、热、酸、甜等刺激疼痛加重。

手部按摩

特效穴位

合谷、少商、商阳、二间、三间等穴位，牙痛点、口腔、肺、上下颌等反射区。

按摩手法

1. 拇指和食指掐揉合谷、少商、商阳、二间、三间、外关等穴，各1~2分钟（见图①）。
2. 按揉牙痛点、胃点、大肠点、肾点、头、脾胃、心肺、肾反射区各1~2分钟。
3. 拇指按揉或推按口腔、胃、脾、大肠、输尿管、膀胱、肺、上下颌反射区各1分钟。

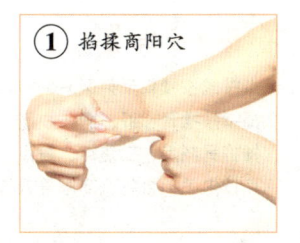

① 掐揉商阳穴

足部按摩

特效穴位

上颌反射区和下颌反射区。

② 推按上、下颌射区

按摩手法

1. 用拇指指端按压足部上、下颌反射区。
2. 用适当的力度推按上颌、下颌反射区（见图②）。

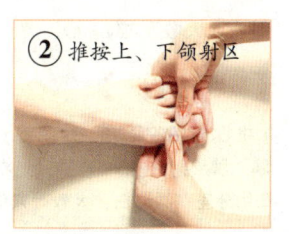

贫血

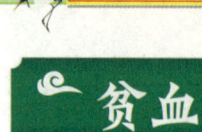

人体血液中红细胞数和血红蛋白的量明显低于正常值时称为贫血。诊断患者贫血的血红蛋白标准为：成年男性<120克/升，成年女性<110克/升，孕妇<100克/升。

手部按摩

【 特效穴位 】

胃肠点、三焦点、脾点、小肠点等穴位及胃、肾、肝、脾、小肠、胰等反射区。

【 按摩手法 】

1. 点按或按揉胃反射区3~5分钟。
2. 拇指按揉肾、肝、脾、小肠、胰反射区各3~5分钟。
3. 揉掐胃肠点、三焦点、脾点、小肠点各1~2分钟。
4. 点按内关、合谷、商阳等穴位各1分钟。

足部按摩

【 特效穴位 】

隐白、大敦等穴位，心、脾、胰、肾脏、输尿管、膀胱等反射区。

【 按摩手法 】

1. 推揉或按压肾脏、输尿管、膀胱、心、胰、脾反射区各3~5分钟（见右图）。
2. 用牙签刺激隐白、大敦等穴位各7~15次。

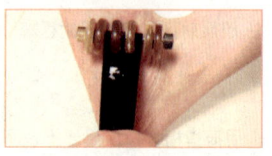

按压胰反射区

慢性鼻炎

慢性鼻炎是指鼻腔黏膜及黏膜下层的慢性炎症。临床表现为流涕,脓涕呈黄、黄绿或灰绿色,以及鼻塞、嗅觉障碍、头痛等。

手部按摩

【特效穴位】

合谷、中冲等穴位,鼻、肺及支气管等反射区。

【按摩手法】

1. 用拇指和食指揉捏鼻反射区3~5分钟。
2. 用拇指指腹推按肺及支气管反射区3~5分钟。

足部按摩

【特效穴位】

肾上腺、腹腔神经丛、上下颌、膀胱、额窦、大脑、小脑及脑干等反射区。

【按摩手法】

1. 食指关节刮肾上腺、腹腔神经丛、肾、输尿管、膀胱、额窦、大脑反射区3~5次。
2. 食指第1指间关节点按垂体、小脑及脑干、甲状腺、甲状旁腺反射区3~5次。
3. 推按上下颌、扁桃体、喉与气管、胸部淋巴腺、上下身淋巴系统反射区各3~5次(见右图)。

推按上颌、下颌反射区

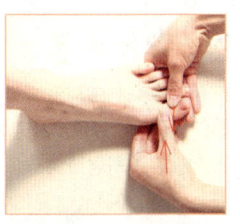

关节炎

关节炎是一种常见的慢性疾病，指由炎症、感染、创伤或其他因素引起的关节炎性病变。

手部按摩

【特效穴位】

合谷穴及肩关节、肘关节、髋关节、膝关节等反射区。

【按摩手法】

1. 揉手上相应的肩关节、肘关节、膝关节、髋关节反射区5~10分钟。
2. 拇指指腹按揉合谷穴3~5分钟（见图①）。

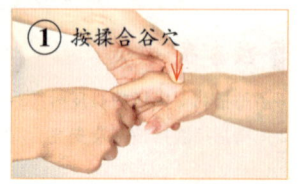

① 按揉合谷穴

足部按摩

【特效穴位】

肾、肾上腺、腹腔神经丛、肘关节、肩胛骨、膝关节、髋等反射区。

【按摩手法】

1. 食指指关节压刮肾、肾上腺、腹腔神经丛、输尿管、膀胱反射区2~3分钟。
2. 用软毛牙刷刷膝关节、肩关节、肘关节反射区各2~3分钟（见图②）。
3. 拇指腹推压肩胛骨、髋反射区各1分钟。

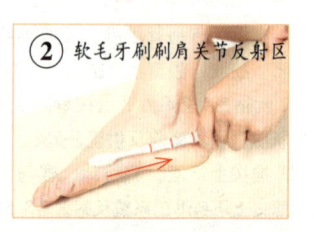

② 软毛牙刷刷肩关节反射区

咳嗽

咳嗽是呼吸系统疾病的主要症状，常见于上呼吸道感染、咽喉炎、急慢性支气管炎、支气管扩张、肺炎、肺结核等疾病。

手部按摩

特效穴位

列缺、大鱼际等穴位，肺、喉与气管、胸腺淋巴结、胸腔呼吸器官等反射区。

按摩手法

1. 用按摩棒点按揉掐列缺、大鱼际、外关、太渊等穴位各1分钟（见图①）。
2. 揉掐肺点、脾点、肾点、熄喘、胸点共3~5分钟。
3. 点按或推按喉与气管、上身淋巴结、胸腺淋巴结、肾上腺、胸腔呼吸器官反射区。

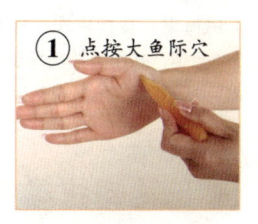

① 点按大鱼际穴

足部按摩

特效穴位

肾、输尿管、膀胱、肺及支气管等反射区。

按摩手法

用拇指指腹推揉肾、输尿管、膀胱反射区各3分钟（见图②）。

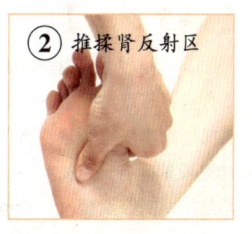

② 推揉肾反射区

耳鸣

耳鸣是耳病的一种症状，也可能是耳聋的前兆，所以当出现耳鸣时，一定不要轻视，要抓紧时间治疗。

手部按摩

【 特效穴位 】

耳、肾等反射区。

【 按摩手法 】

1.用拇指和食指依次揉搓无名指、小指指跟3~5分钟，并用力按揉耳反射区。
2.用拇指指腹按揉肾反射区3分钟（见右图）。

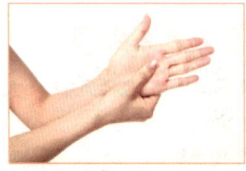

按揉肾反射区

足部按摩

【 特效穴位 】

腹腔神经丛、肾、输尿管、膀胱、腰椎、三叉神经等反射区。

【 按摩手法 】

1.食指压刮或拇指压推腹腔神经丛、肾、输尿管、膀胱、尿道反射区3~5次。
2.食指关节点按耳、肝、肾、脾反射区各2分钟。
3.拇指指腹压推颈项、大脑、三叉神经、胆、胰、十二指肠、盲肠(阑尾)、小肠反射区各1分钟。
4.食指外侧缘刮颈椎、胸椎、腰椎、骶骨、尿道、生殖腺反射区5~10次。

低血压

低血压是指成年人的血压收缩压低于90毫米汞柱、血压舒张压低于60毫米汞柱。该病多发于青年女性、身体瘦弱者。

手部按摩

【 特效穴位 】

内关、神门、合谷、关冲、阳池等穴位,大脑、肾上腺、肾、肺等反射区。

【 按摩手法 】

1. 点按内关、神门、合谷各1~2分钟。
2. 衣夹夹升压点、命门点各2分钟。
3. 按揉或推按大脑、肾上腺、肾、输尿管、膀胱、肺反射区各1分钟（见图①）。

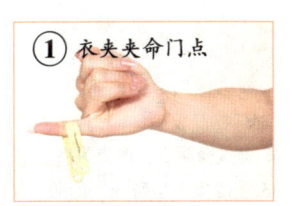

① 衣夹夹命门点

足部按摩

【 特效穴位 】

涌泉穴及肾脏、输尿管、膀胱、生殖腺、内耳迷路等反射区。

【 按摩手法 】

1. 空拳敲打足底肾脏、输尿管、膀胱反射区15~20分钟。
2. 拇指指腹按摩内耳迷路反射区3~5分钟。
3. 刺激足跟的生殖腺反射区3分钟（见图②）。

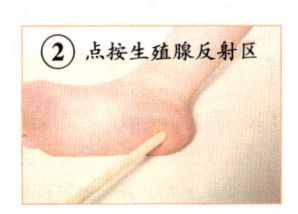

② 点按生殖腺反射区

前列腺炎

前列腺炎是指前列腺感染所致的急、慢性炎症，从而引起的全身或局部症状。

手部按摩

【特效穴位】

合谷、神门、劳宫、内关、会阴点等穴位，肾、生殖腺、膀胱、脾等反射区。

【按摩手法】

1. 着力揉掐合谷、神门、劳宫、内关等穴位各2分钟。
2. 推按会阴点、脾点等各2~3分钟（见右图）。
3. 推按肾、生殖腺、膀胱、肺、脾等反射区各20~30次，速度以每分钟30~60次为宜。

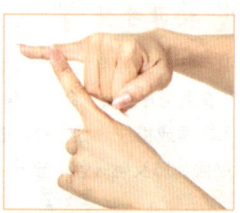

推按会阴点

足部按摩

【特效穴位】

前列腺、生殖腺、肾上腺、肾脏、输尿管、膀胱、尿道、脑垂体等反射区。

【按摩手法】

1. 揉压两足前列腺、生殖腺反射区各5分钟。
2. 推压肾上腺、肾脏、输尿管、膀胱、尿道、脑垂体反射区各3~5分钟。
3. 按揉肾上腺、肾、膀胱反射区各5分钟，每日2次。

痛经

痛经指经期前后或行经期间，出现下腹部痉挛性疼痛。在剧烈腹痛发作后转为中等程度的阵发性疼痛，可持续12~24小时，经血外流畅通后逐渐消失。

手部按摩

【特效穴位】

鱼际（大、小鱼际）、神门、大陵、内关、合谷、劳宫等穴位及头、心肺、脾胃、肝胆、肾、生殖腺等反射区。

【按摩手法】

1.用拇指推按大、小鱼际各2分钟（见图①）。

2.以重手法点按和揉按肾、生殖腺反射区，每部位持续1~3分钟。

3.用拇指指尖揉掐心点、头顶点、肾点、颈中，或用衣夹夹颈中，每处持续1分钟（见图②）。

4.按揉神门、大陵、内关、合谷、劳宫等穴各2~3分钟，以局部有轻痛感为宜。

5.点按头、心肺、脾胃、肝胆、肾等反射区各2~3分钟，力度由轻到重，再由重到轻，缓慢结束。

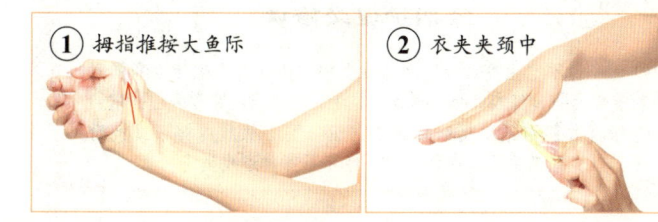

① 拇指推按大鱼际

② 衣夹夹颈中

足部按摩

特效穴位

肾上腺、腹腔神经丛、肾、输尿管、膀胱、脑、垂体、心、生殖腺、上下身淋巴结、下腹部、尿道及阴道、子宫等反射区。

按摩手法

1. 单食指扣拳法点按肾上腺、腹腔神经丛、肾、输尿管、膀胱等反射区3~5次。
2. 食指指关节压刮脑、垂体、肾、心反射区各30次。
3. 双拇指压推生殖腺反射区50次。
4. 拇指压推下腹部、尿道及阴道、子宫反射区各20~30次（见图③④）。
5. 拇指指端推压腹股沟管、上身淋巴及下身淋巴系统反射区20次。
6. 按摩肾上腺、腹腔神经丛、肾、输尿管、膀胱、尿道反射区各2分钟。

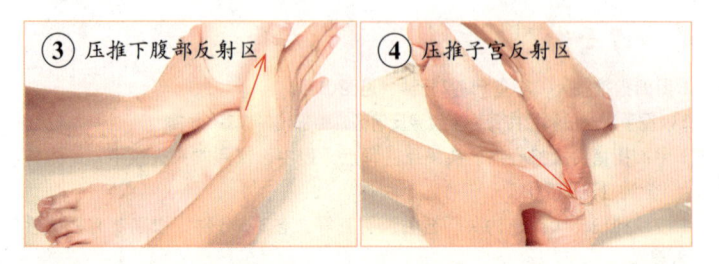

③ 压推下腹部反射区

④ 压推子宫反射区

国医小课堂

经期护理必修课

◎行经时不吃生冷食物、寒凉性食物，少吃或不吃油性和强烈刺激性食物，经期宜食红枣汤、姜汤，血虚痛经宜常喝山药粥。
◎保持外阴清洁，用纸要柔软卫生，要穿棉质内裤，勤换勤洗，以免经期感染和擦伤外阴；经期不可盆浴或坐浴。

月经不调

月经不调是指各种原因引起的月经周期、量、色、质发生异常,并在经期伴有其他不适症状的多种疾病的总称。

手部按摩

【特效穴位】

合谷、内关、神门、后溪、生殖等穴位及肾、肾上腺、肝、脾、输尿管、膀胱、子宫、生殖腺、肝、胆、卵巢等反射区。

【按摩手法】

1. 按揉合谷、内关、神门、后溪等穴位各20次。
2. 点按或推按肾、肾上腺、肝、脾、输尿管、膀胱、子宫、卵巢反射区各20次(见图①)。
3. 按揉命门点、会阴点、肝点、肾点各50次。
4. 掐按生殖穴、肾穴、肝胆穴各50次。痛经者在月经来潮前一周按摩,每天2次,经期则改为每天1次(见图②)。

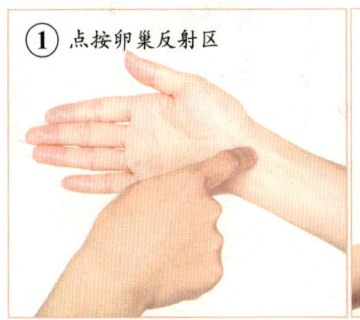

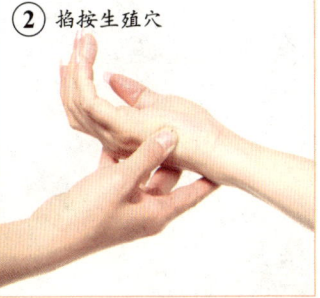

① 点按卵巢反射区

② 掐按生殖穴

足部按摩

【特效穴位】

肾上腺、腹腔神经丛、肾、输尿管、膀胱、上身淋巴系统、下身淋巴系统、腹股沟、生殖腺、甲状腺等反射区。

【按摩手法】

1. 食指关节压刮肾上腺、腹腔神经丛、肾、输尿管、膀胱等反射区5次。
2. 食指指关节按揉垂体、肾、心、肝、胰、性腺反射区各10次。
3. 拇指推压甲状腺、小脑及脑干反射区各10次（见图③）。
4. 食指外侧缘压刮腰椎、骶骨、生殖腺、尿道及阴道反射区各50次（见图④）。
5. 拇指推压或艾灸下腹部、生殖腺反射区各20次（见图⑤）。
6. 轻手法按揉上身淋巴系统、下身淋巴系统、腹股沟反射区各10次（见图⑥）。

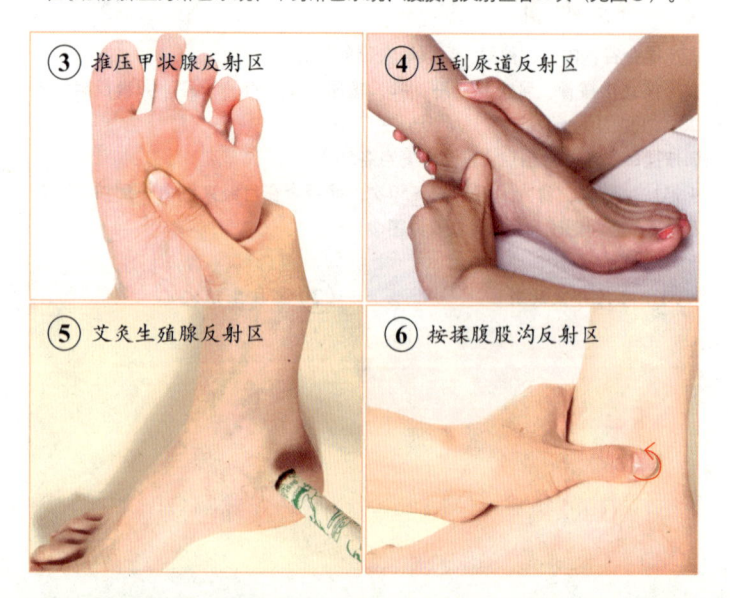

③ 推压甲状腺反射区

④ 压刮尿道反射区

⑤ 艾灸生殖腺反射区

⑥ 按揉腹股沟反射区

阳痿

阳痿是指在有性欲的状态下,阴茎不能勃起;或阴茎虽能勃起,但不能维持足够的时间和硬度。

手部按摩

【 特效穴位 】

肾经、输尿管、膀胱、前列腺、睾丸等反射区。

【 按摩手法 】

1. 推揉肾经、输尿管、膀胱等反射区(见图①)。
2. 按摩前列腺、睾丸等反射区。

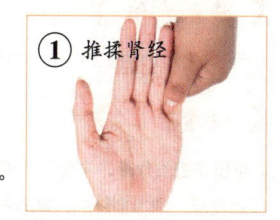

① 推揉肾经

足部按摩

【 特效穴位 】

肾上腺、尿道、前列腺、肾、输尿管、膀胱、脑、生殖腺等反射区。

【 按摩手法 】

1. 食指关节刮肾上腺、腹腔神经丛、肾、输尿管、膀胱等反射区各5次。
2. 扣指法推压小脑及脑干、颈项、甲状腺、甲状旁腺反射区各10次。
3. 单食指压刮生殖腺、尿道、前列腺反射区各50次(见图②)。

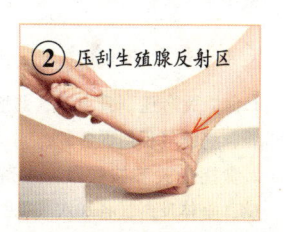

② 压刮生殖腺反射区

早泄

早泄是指男性的性交时间短于2分钟，提早射精而出现的性交不和谐的情形。

手部按摩

特效穴位

关元、气海、中极、生殖、内分泌点、腹泻点、肾点等穴位。

按摩手法

1. 按压肾脏治疗点、生殖穴、生殖器官治疗点、内分泌治疗点、腹泻治疗点、肾点等穴位（见图①）。
2. 按压关元、气海、中极等穴位。

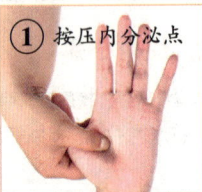

① 按压内分泌点

足部按摩

特效穴位

肾上腺、腹腔神经丛、肾、输尿管、膀胱、眼、生殖腺、失眠点、脾、脑、垂体等反射区。

按摩手法

1. 食指关节压刮肾上腺、腹腔神经丛、肾、输尿管、膀胱等反射区各5次。
2. 食指指关节按揉眼、生殖腺、失眠点、脾、脑、垂体反射区各20次（见图②）。

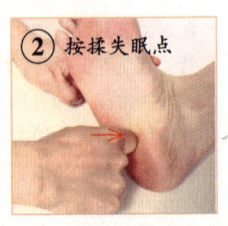

② 按揉失眠点

妊娠呕吐

妊娠呕吐，中医又称妊娠恶阻，表现为女性在怀孕初期，食欲不振，有轻度恶心、呕吐等现象。

手部按摩

【 特效穴位 】

关冲、商阳、合谷、生殖、胃肠点、内分泌点等穴位，以及子宫、卵巢、生殖腺等反射区。

【 按摩手法 】

1. 掐胃肠点、内分泌点及生殖穴（见图①）。
2. 推按子宫、卵巢等反射区（见图②）。
3. 点按关冲、商阳、合谷等穴（见图③④）。

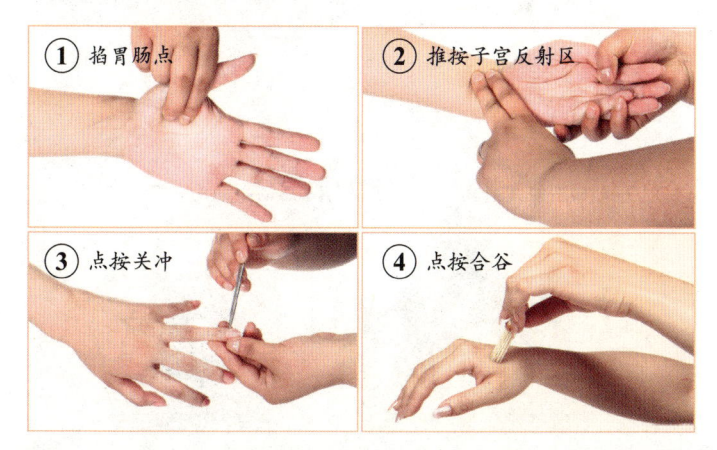

① 掐胃肠点

② 推按子宫反射区

③ 点按关冲

④ 点按合谷

足部按摩

【特效穴位】

胃、生殖腺、甲状腺、腹腔神经丛、肾、输尿管、膀胱、肾上腺、肝、胆囊、脾、盲肠（阑尾）、回盲瓣、横结肠、小肠等反射区。

【按摩手法】

1. 轻轻按揉胃、肝、生殖腺、甲状腺反射区各3~5分钟（见图⑤）。
2. 按揉腹腔神经丛、肾脏、输尿管、膀胱、肾上腺反射区各3分钟（见图⑥）。
3. 食指指关节压刮肝、胆囊、脾、盲肠（阑尾）、回盲瓣反射区各1~2分钟（见图⑦）。
4. 牛角末端压刮小肠反射区5~8次，然后拇指压推升结肠、横结肠、降结肠、乙状结肠、肛门反射区5~8次（见图⑧）。

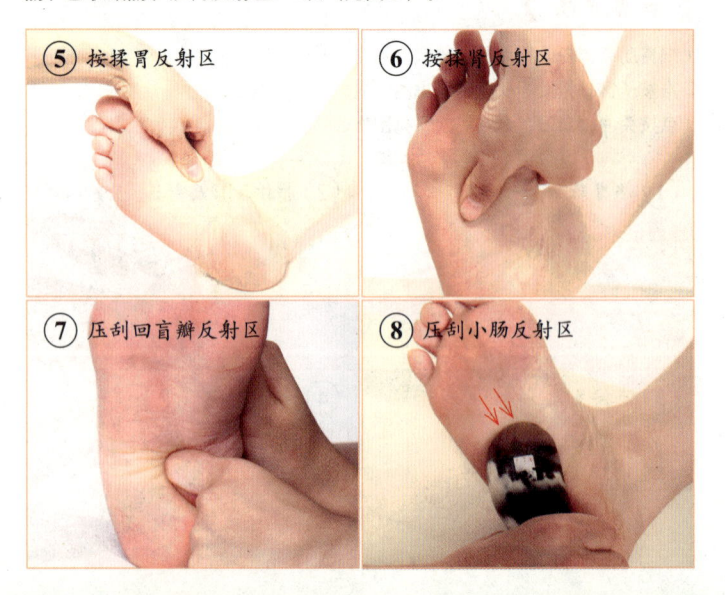

⑤ 按揉胃反射区

⑥ 按揉肾反射区

⑦ 压刮回盲瓣反射区

⑧ 压刮小肠反射区

不孕

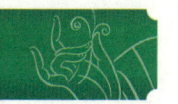

不孕是指夫妇同居两年以上，配偶生殖功能正常，未避孕而育龄女性不受孕的情况；或曾有孕育史，又连续两年以上未再受孕者。不孕症就女方而言，主要是排卵障碍、输卵管炎及子宫内膜异位症等；就男方而言，主要为精液异常和输精障碍。

手部按摩

【 特效穴位 】

劳宫、关冲、内分泌治疗点、子宫生殖器官治疗点等穴位，及卵巢、子宫、下腹等反射区。

【 按摩手法 】

1.用拇指点按卵巢反射区，注意点按时用力要适中（见图①）。
2.掐按下腹反射区或者用食指和中指推按子宫反射区，用力要适中，至有热胀感为宜（见图②③）。
3.点按内分泌点、劳宫和关冲等穴位，用力适中。

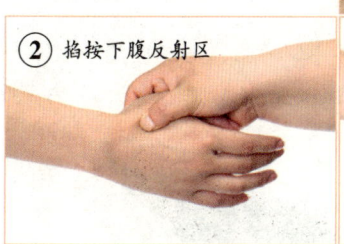

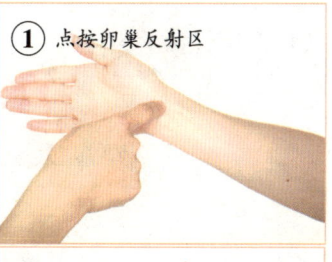

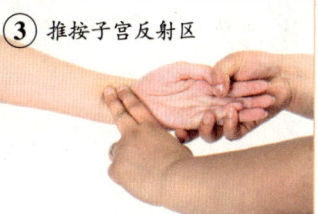

① 点按卵巢反射区

② 掐按下腹反射区

③ 推按子宫反射区

足部按摩

【特效穴位】

肾上腺、腹腔神经丛、肾、输尿管、膀胱、肝、胆、脾、生殖腺、大脑、脑垂体等反射区。

【按摩手法】

1. 单食指压刮肾上腺、腹腔神经丛、肾、输尿管、膀胱反射区各3~5次（见图④）。
2. 单食指扣拳法推压肝、胆、脾、生殖腺反射区各30~50次。
3. 按揉大脑、垂体反射区各20~40次。
4. 拇指压推腰椎、尿道及阴道、子宫反射区各20次（见图⑤）。
5. 食指外侧缘刮压下腹部、生殖腺反射区各30~50次。
6. 拇指压推胸部淋巴系统、腹股沟管反射区20次，食指指间关节点按上、下身淋巴系统反射区5~10次（见图⑥）。
7. 用电吹风吹肝、胆、脾、生殖腺反射区（见图⑦）。

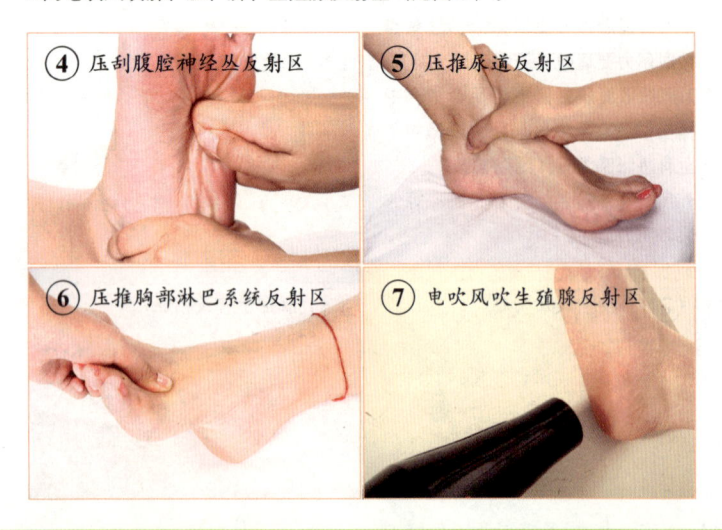

④ 压刮腹腔神经丛反射区

⑤ 压推尿道反射区

⑥ 压推胸部淋巴系统反射区

⑦ 电吹风吹生殖腺反射区

白带增多

白带是指女性阴道流出的一种黏稠液体。女性在发育成熟后的经期前后或妊娠初期,出现白带明显增多,并且色、质、味异常,或伴有全身、局部症状,即为白带增多症。

手部按摩

【特效穴位】

合谷、内关、后溪、神门等穴位,肾、输尿管、膀胱、子宫、阴道、卵巢、腹腔神经丛、下身淋巴系统、肺、肝、脾、生殖腺等反射区。

【按摩手法】

1. 按揉合谷、内关、后溪、神门等穴位,各30~50次。
2. 拇指指腹推按肾、肾上腺、输尿管、膀胱反射区各100次(见图①)。
3. 点按子宫、阴道、卵巢、腹腔神经丛、下身淋巴系统反射区各100次,肺、肝、脾反射区各50次(见图②)。
4. 点揉命门点、会阴点、肝点、肾点各100次,心悸点、心点、脊柱点各50次。
5. 掐按生殖腺、肾、肝、胆反射区各50次。

① 推按肾上腺反射区

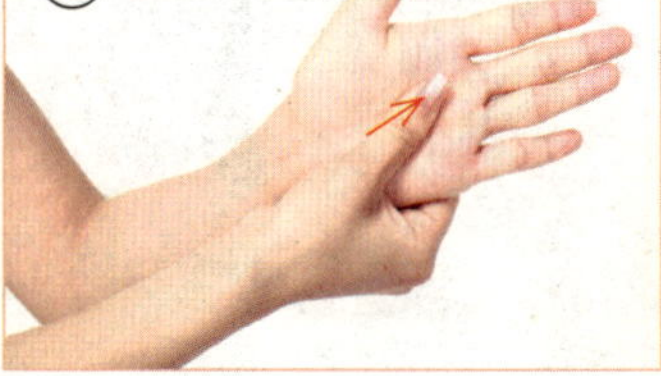

② 点按卵巢反射区

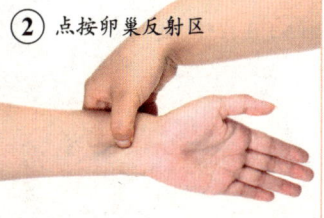

足部按摩

【特效穴位】

肾上腺、腹腔神经丛、肾、膀胱、尿道、垂体、升结肠、横结肠、降结肠、乙状结肠、肛门、性腺、子宫、生殖腺、骶骨等反射区。

【按摩手法】

1. 食指指关节压刮肾上腺、腹腔神经丛、肾、输尿管、膀胱、尿道反射区各3~5次。
2. 食指指关节点按脑垂体、肝、心、脾、胃、胰、十二指肠反射区各1分钟，其中胃反射区用双食指压刮法。
3. 拇指压推升结肠、横结肠、降结肠、乙状结肠、肛门、性腺反射区各1分钟。其中小肠用拳刮或拳面叩击法（见图③④）。
4. 拇指外侧缘压刮腰椎、骶骨、直肠及肛门、尿道及阴道、子宫反射区各3~5次（见图⑤）。
5. 拇指指腹推压下腹部、生殖腺反射区各2分钟（见图⑥）。

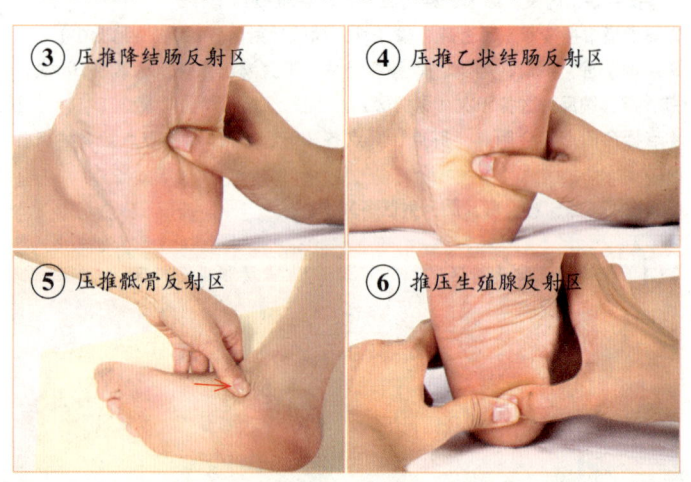

③ 压推降结肠反射区

④ 压推乙状结肠反射区

⑤ 压推骶骨反射区

⑥ 推压生殖腺反射区